U0200182

赵洪钧医书十一种

中西医比较热病学史

赵洪钧 著

学苑出版社

图书在版编目（CIP）数据

中西医比较热病学史/赵洪钧著 . —北京：学苑出版社，2019.10
（赵洪钧医书十一种）
ISBN 978 - 7 - 5077 - 5811 - 5

Ⅰ . ①中… Ⅱ . ①赵… Ⅲ . ①外感病 – 中西医学评论 Ⅳ . ①R254
中国版本图书馆 CIP 数据核字（2019）第 204315 号

责任编辑： 黄小龙
出版发行： 学苑出版社
社　　址： 北京市丰台区南方庄 2 号院 1 号楼
邮政编码： 100079
网　　址： www. book001. com
电子邮箱： xueyuanpress@ 163. com
销售电话： 010 - 67601101（销售部）、010 - 67603091（总编室）
印 刷 厂： 北京通州皇家印刷厂
开本尺寸： 710mm × 1000mm　1/16
印　　张： 8
字　　数： 125 千字
版　　次： 2019 年 10 月第 1 版
印　　次： 2019 年 10 月第 1 次印刷
定　　价： 48. 00 元

出版说明

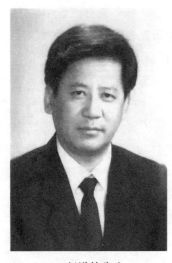

赵洪钧先生

"宁可架上药生尘，但愿世间人无恙。""不为良相，愿为良医。"自古以来，中国的医生都有一种普济苍生的大胸怀。每一个用心做医生的人，都值得人们尊敬。事实上，做好一个医生，很不容易，那是对一个人品德、悟性和毅力的极大考验。赵洪钧先生就是一位难得的好医生。

赵先生出生于1945年，1968年毕业于原第七军医大学，后长期在原籍做临床工作，直至1978年考取中国中医研究院首届中西医结合研究生。1981年研究生毕业后，在河北中医学院任教15年。1996年辞去教职，1998到2000年在英国行医一年半。后主要在故乡河北省威县白伏村应诊，诊务之余从事中医和中西医结合临床与基础理论研究。可以说半个世纪以来，赵先生不是在做临床，就是在做临床研究。传统中医讲究"半日临证，半日读书"，赵先生可谓此中典范。和赵先生面谈出版事宜的时候，也可以感觉到他是一个快意恩仇的真君子。

近些年来，网上流传着一些关于赵先生的争议。比如先生当年因为论文《近代中西医论争史》引起争议，没有在中国中医研究院拿到硕士学位证。赵先生对于读经典的看法，对于某些中医人和中医书的看法，也引起了很多人的争议。在今天来看，这些事情都已成为过眼云烟，对于某些人和事来说，是非对错已经不重要，不过，学术上的论争，却可以继续，并且大家可以有理有据地一直辩论下去，这样才有利于学术的提升。

我们大家都知道，作为中医，著书立说是很不容易的。很多书稿，要么校释古文，要么汇集临床医案，而就某些学术问题，举例子，讲逻辑，然后总结出自己观点的著作极为少见。赵先生的大多数著作观点鲜明，论据充分，发人深思，是中医书里的佳品。从赵先生的临床疗效和他的著作来看，赵先生可谓是"博古通今，医贯中西，学验俱丰"。这就是本社不计盈亏，出版《赵洪钧医书十一种》丛书的原因。好的著作，应当分享给读者，流传于后世。

以下简单介绍一下本套丛书11个分册：

《近代中西医论争史》是赵先生的处女作，也是他的成名作，更是近代中西医关系史的开山之作，填补了医学史研究的一大空白。此书一出版，好评如潮。在国内，该书被有关学界指定为研究生必须精读的书。美国著名汉学家席文教授（N sivin）为此书做了17页的英文摘要，刊登在《CHINESE SCIENS》1991年10月号。韩国学者李忠烈已经把此书译为韩文，正在出版中。

《内经时代》不但"笔酣墨畅，才气横溢，锐不可当"（周一谋先生语），而且被认为是"20世纪中医史上出现的少数几个奇迹之一"（郭文友先生语）。此书确有"一览众山小"的气概，给人以理性的震撼和启迪。台湾"中央"研究院语言历史研究所李建民研究员称此书"小景之中，形神具备"，"值得反复咀嚼"，确实有益于"一切和《内经》打交道的人，更快、更好地把握《内经》"。

《希波克拉底文集》是赵先生的译著，是了解西方古典医学的第一手资料。希波克拉底是西方医学的始祖，西方第一部医学专著以他的名字命名为《希波克拉底文集》。

《中西医比较热病学史》也是开创性的工作，既有历史意义，也有重要的现实意义。作者通过对中西医热病的概念、诊治等方面的比较，探讨怎样使更多的临床医生能看病。

《伤寒论新解》展现了赵先生及其导师马堪温先生在逻辑学、科学学、伤寒学以及中西医结合方面的深厚功底。该书以全新的视角，提出了不少仲景学说的新观点。

《中西医结合二十讲》分析了涉及中西医结合的20个重大理论问题，理清了中医经典及其与旧学的关系，深化了中西医结合理论，并运用现代科学阐述了一些中西医结合的独到见解。该书内容或可对中西医结合的科研方法、政策制定等提供一些参考。

《医学中西结合录》是赵先生的临床佳作，其中验案近900例，涉及中西医内、外、妇、儿、五官、皮肤各科，是先生 40 年临床心血的浓缩。从中不难看出，作者在中西医理论和临床方面的深厚造诣，值得中西医临床工作者认真参考。

《赵洪钧临床带教答问》是赵先生 40 年中西医临床经验的总结，由临证真传和医理心典两篇组成，详述了先生临床诊疗感悟和在诊疗过程中遇到的医案的评述与分析，立论精辟，有重要的临证参考价值，是中医临床医师不可缺少的指导书。

《赵洪钧医学真传》浓缩了赵先生的医学思想。此书由博返约、授人以纲、示人以巧，殊为难得。内容分为理法传心和临床示范两部分，理法传心部分是作者多年来读书、临证、治学的感悟和真确心得；临床示范以内、外、妇各科分门别类收录病例，每种疾病虽用药不同而治病相同，以体现同病异治的特点。凡论深入浅出，言简意赅。

《赵洪钧医学真传续：方药指迷》是赵先生在中药和方剂方面的经验之作。正如先生所说："虽然不敢说，有关方药的拙见对后人很有帮助，但毕竟是我殚精竭虑，读书、临证五十年所得。把它们带进坟墓我心有不甘。"此中拳拳之心，很是感人。该书重点阐述作者临床最常用的中药 60 多种。介绍每一种方药，都是先略述其功效，接着列举较多的古今名医验案，进一步说明。这样就像跟着古今名医诊治疾病，临床经验少的人能够印象深刻，专家也能从中有所收获。

《赵洪钧医论医话选》为赵先生数十年来的各种医论医话的合集，有的讲解经典，有的论医学教育，有的谈医德医风，有的研讨医学史，内容丰富，观点独到新颖，可读性强。孟庆云老师称赞赵洪钧老师有史家的眼光和思维，令人境界超升；阐释的中西医学要蕴及其闪光点对读者有思路的启迪和激扬；勇于批判现实中的浊流和妄论，催人锐意进取。

这次《赵洪钧医书十一种》丛书的面世，得到了河北中医学院和各界朋友的大力支持，谨致谢忱。也欢迎读者诸君多提宝贵意见。

黄小龙

2019 年 7 月

评赵洪钧著《中西医比较热病学史》

（代序）

吴佩蓉

本文简介赵洪钧的《中西医比较热病学史》（以下简称《热病学史》）。

本书共分八章，中间穿插三则附录。首章阐述本书的写作动机与目的。赵洪钧一贯针砭大陆中医界（亦含医史界）。他忧心目前中医所培养的人才临床水平太低，能看病的为数太少，多数人只长于做文献医史工作。因此，作者欲从比较中西热病学史角度触发同道在临床诊治热病时的辨识敏锐度，比较的基础则是临床上的"实用效果"。若从这层意义申论之，本书是"当代实用比较热病学理论探索"。其次，赵洪钧界定的"热病"基本上等同于传染病和感染性疾病。就中医的术语论之，"热病"的范围与"外感"略同，是以发热最主要、最常见症状的疾病总称，许多独立的病名，如霍乱、疟疾等，视之为"热病"亦无不妥；就西医的立场观之，绝大多数传染病均有发热的症状，其他的非传染性疾病有时也会伴随发热反应。[1]作者欲以"热病"串起中国传统医籍中，对于以发热为主要症状的诸多讨论。并列举四本西方著名医典中的"热病"择要比较。[2]换言之，作者关怀的视界拉长至中西医全史。

第二章作者概略地介绍《内经》中涉及热病的相关条文．包括病因、辨证及治疗方式等。他认为《内经》的核心思想是法自然，即顺应四时，外感疾病（即人与环境、四时的互动而染上疾病）乃成为《内经》关注的焦点。赵氏并以此解释中医理论体系中，何以外感学说较伤寒为早，不过因《内经》中热病的病因，病名不统一，欲名正言顺之，应加以阐明热的总定义及各部分定义，探求其病因和临床表现特点。《难经》的出现，正逐步地填补热病病名此一晦暗不明处，把中风、伤寒、湿温、热病、温病统称为伤寒，将广义的热病概称为伤寒，寒邪的地位更加提升。作者直言《难经》发明了风寒暑湿皆从寒化而伤人，故一切热病均概称伤寒，此后乃有《伤寒论》出现。

本书第三章的重心在中医临床理论的奠基之作——《伤寒论》。东汉末年张仲景（150－219）所著的《伤寒论》，在北宋林亿等人衔命校订、刊刻付梓前，传本极为有限，[3] 其备受尊崇的地位大抵始于宋代以降。作者认为《伤寒论》之所以被冷落了八九百年，重要的原因之一是该书在理论上突破太大，一时难以为众人理解。当然，张氏并未将前人主张的热病病因全盘否定，尤重四大病因中的风寒，且重寒甚于风，故以伤寒名。《伤寒论》乃仲景"勤求古训，博采众方"，加上其临床经验，而成。至于在诊法、治疗上，不见其因袭《内经》《难经》二书，亦不受五行说的束缚，无论在内伤外感、热病杂病均无所不适。

有趣的是赵氏认为凡张仲景照搬《内经》热病理论之处，大多不通，而后世注解伤寒者，欲从《内经》《难经》窥仲景之意，便可能出现谬误。撇开二经，实事求是，方能通仲景之意。作者强调在仲景时代，所归纳的热病规律，不可能全部抛弃《内经》既有的理论，只是当《内经》的六经框架容不下仲景临床观察、诊治的事实时，仲景便对旧有的框架大胆地突破、改造之，如以《伤寒论》中病程传变的六经来看，其六经仅有《素问》六经之名，却无《素问》之实，也非经脉之经，亦与脏腑无涉。[4]

作者在第三章之后的两则附录中，分别提供了《伤寒论》的自学笔记及《伤寒论》死症中西医结合研究的看法。第四章则概述魏晋至隋唐之间热病学的发展。此时期热病学的进步与特色主要是出现了不少新方剂，但是对仲景体系的冲击不大，因为这时期，仲景的影响力不大。当时的经方医大多只采用仲景少数方子，多数是按照自己所持的经验方。做这个推测六朝隋唐医家或是尊古之风不盛、不安于旧志，但其积极探索的精神值得称许。因此，凡能独立出来的热病，如霍乱、虐、痢等，治疗水平超出仲景时代。不过作者仍坚持"伤寒仍须最终回到仲景六经辨证体系上来。究其原因，仍然是他们还不可能认识导致伤寒的各种特殊病因，六经体系仍是指导治疗的最佳理论"。例如，作者便批评王焘（670－755）的《外台秘要》是热病理论发展的大倒退。作者深觉"医学文献整理者，倘无足够临床经验，极易崇古，适足愈整愈乱，或可订正字句，于理论发展无补。"再者，作者赞扬王叔和（201－280）《脉经》以法类证，便于翻查处方，切合临床实用。从赵氏对人物的褒贬中，可以看出他重临床和理论发展逻辑的立场。

第五节作者归纳宋代热病学有三项特色，一是宋政府大规模地校订、刊行医书，对医学文献的整理及保存功劳甚大；二是局方的颁行和推广，加上官办药局制度，两者相辅相成，其具有法律施行、保障的意义，使得多数医家遵循之；三是运气学说受官方保护，医家受到官方颁行运历的约束，对于热病学的影响尤大。

作者认为宋代《伤寒论》研究虽有相当的影响，但仲景诊治的方法并未支配宋代热病学，即使是治伤寒也不常沿用《伤寒论》方，而是多用局方。何以宋代的热病学会深受局方的左右？作者提到宋代医家并不十分崇拜张仲景，那时仍是搜集整理医籍的时代，校订医书着眼于整理典籍，无暇深入研究，更无以《伤寒论》统帅各方书的意思。两宋重视编撰本草书，医家以创新方药为主，对理论革新，着力不多。作者亦认为两宋热病学理论发展的迟滞，应该归罪于运气学说的桎梏。金元医家的争鸣，亦与此相关。河间学派基本上肯定运气学说，易水学派基本上是否定，这种分歧直接影响了他们对热病学的研究。

金元各大学派，其后人至明清仍立书争执不休，一直到了明代吴有性（1587—1657）《瘟疫论》出现，划时代的戾气说稍稍撼动了中医热病学，颇有将其推向一举突破六淫治病说束缚的临界点的气势，可惜后继无力，无法另起局势。在本书第六节引言，作者感叹"不曾空绝依傍，全无旧说痕迹，然吴氏论热病实可比踪仲圣，洵非虚誉，温病能独立于伤寒，成中医热病学一大支派，至《瘟疫论》出方成定局"。又言"《瘟疫论》完全打破了自《内经》以来的热病病因说，戾气说之完善又几乎具备了微生物病因说的全部要点，实为空前的天才创见，戾气说和微生物病因说之间只差实验验证小小一步，惜乎后人终未能完成。"但温病学派其发展末流大违吴有性的用心，极力向古经靠拢，以至于形成现今温病学家遵循的《温病条辨》体系，这种退化令人惊骇。

第七章中作者大半转引后摘述四部医典来介绍一八六〇年前西医热病学发展，举凡症状的描述、治疗方式病因病理学说等均有之，惟比重稍不一致。最后一节则是作者对比较热病学史的反思，他认为古代的热病理论或许没有比吴有性的戾气说更足以启发医家研究微观世界的动机了，但吴氏之后，由于传统理论的严重惰性不仅未向这一标的靠近，反而形成了比伤寒学说更接近《内经》体系的温病理论，而在吴有性之后的温病学家，却再无张仲景那种有突破旧说的胆识。若欲根除中医体系之弊，作者深觉需要改革之处仍不少。

赵洪钧原意将内容编排以中医为经、西医为纬，纵览全书后，笔者认为或许以热病学为经，伤寒为纬称之更贴切吧！作者的研究取径（向），有几点值得进一步讨论之：

其一，作者未细分"热病"与外感病、伤寒、温病等名称定义的差异，容易让读者产生混淆，且其行文分解似乎无法凸显"热病"发展史各阶段的转折与特色。

其二，作者用来评断比较热病的标准虽设定为"实用效果"，但除了谈及独立出来的热病数量增多，可供医家作为临床诊治辨别的参考外，并未看到作者提出更多的线索来论述其实用性，反倒是医籍中热病理论彼此间因袭的关系占去了较多篇幅。又，作者既然以疗效作为中西医热病学评比的标准，却未将近现代西方的细菌学作一概略介绍。

其三，关于热病的诊治上，作者较关注的重点是医家在临床上对于症状的细腻观察、病名与症候的特异性等等，对于用药的特色与转折，未进一步加以探索、追究[5]，此外，作者仅在第二节提到较多不同的治法，《内经》时代治热病以针灸为主，《伤寒论》则以药物治疗，不论是针刺法或是药物治疗，热病的预后同汗后症状是否跟着缓解关系极大，治热病首重恰当地使用汗法。换言之，以发汗来泄热的想法并没有改变，放弃针刺而改采药物，只为了寻求更加的疗效吗？又，一种疗法被放弃之不用，是否单纯地因为其疗效不佳吗？对照西方医学直到十八世纪，其基本的疗法仍不脱放血、发疱、通便、催吐、发汗等，亦知使用植物药来抑制发热，目的是为了恢复体液的平衡或是清除体内的腐败或致病的体液。大量放血在当时仍是西医的疗法之一，在中医却早已淘汰，作者在关于临床实际治疗的方式这部分讨论较少，因此无法提供进一步比较资料。

另外，即使作者自认因为受限于各种因素无法取得西方的医典，但既名为中西医的热病学比较史，书中拿来比较的中西医典籍量过于悬殊，所占篇幅的比例上亦不均。所引的四本医籍《希波克拉底全集》《盖伦全集》《阿维森纳医典》《内科新说》在西方医学史虽具有较高的地位，但我们无法看出之间承继关系或相互影响，更看不出孕育这些理论的学术环境、背景，实乃有违作者中西医热病学发展并列的初衷，西方热病学发展史在比较条件不明下被割裂，亦显杂乱。

最后，从赵洪钧的讨论中，我们还是可以看出不论他谈的医学理论，或是临床经验，他总是以现代西方医学的眼光或标准来评价中医。例如赵氏从近代西医发展体系中的微生物学、细菌学的观点去看吴有性的戾气说，并慨叹其仅差一步即可直抵微观世界。事实上，若吴有性提出类似细菌学或微生物的微观体系理论，也未必等同于西医的发展，从此殊途同归，在中医的体系里，未必因此而取得更佳的疗效。再则，强以按图索骥、对号入座的方式将戾气说比拟为接近西方的细菌学或致病因素，未将吴有性身处的知识源头、学术氛围及时代环境考虑其中，似乎也不甚妥当。

戾气说之所以是中医外感病因的重大飞跃，即在于它启发人们跳出气候变化认识各种特殊病因。但如同西方微生物病因学的建立，其并非是西方医学自身的突变，与医学无涉的微生物研究已有三百年以上的历史，发现微生物之所以致病和免疫的观念都已经由其他学科提供了充分条件。至于微观世界能否孕育、共生、存在于中医发展的脉络，这是值得进一步思考的问题。即使中医在取得病因（细菌、微生物）的突破后，中医体系会有本质的改变吗？除了病因认知的突破外，如诸多工具，仪器亦须同步进展。微生物学的突破只是西医其中一项技术的飞跃，依旧需要其他条件的配合。

另外，作者认为中医欠缺了如西方医学免疫现象的微观认识，只能集中力量发掘疗法，或许中医永远瞠乎其后，但是作者曾经比较中西医在临床表现上的特性与治疗原则，他认为西医视热病侧重特异的临床表现，用意在于以特异的病因决定临床表现，中医视热病侧重非特异临床表现，其辨证原则基于各种病因与机体相互作用多可呈现几组类似症候群，西医治热病，看重发现特效药来直捣病因，中药则看重调整机体反应状态以利驱邪。倘若将细菌学植入中医理论体系中，会产生什么样的变化呢？作者并没有预设出任何答案。

又，由于作者将本书定位于临床医史著作，着眼于实用效果，反倒忽略了将中医术语"外感病"与"热病"之间的先行区分，而热病究竟是"病（名）"、是"证"，抑或是两种性质兼有之？缺少了系统、清晰的比较脉络，在章节安排与其连贯上，便显得较不协调，其划归、标示热病学各阶段发展的立论准绳则稍嫌模糊（虽以时代划分，却未明言以何为据），无法凸显出各阶段热病学的特色。

尽管如此，作者以单一中医术语切入来纵论剖析中医全史的气势，字里行间透露出其对典籍的深度思路及细腻之处，若跟随其踪迹翻阅细读中医经典，从中所得到的收获是可能超乎预期的。

注释：

吴佩蓉：台湾国立清华大学历史研究所硕士研究生

[1] 发热（发烧）的症状在西方医学发展的脉络也有诸多的理解与诠释，有人认为这是机体在对付病原体侵袭或病原体自卫时会出现发热的反应，它不是疾病的症候，而是抗拒疾病的症候。发烧的现象不构成发热运动的本质，它不过是最表面、最短暂的登峰造极时刻，物理机械如温度等计所能测出的只不过是热的强度。同样的发烧现象背后，各种热病具有自己的特性。关于热病相关的讨论，参见米歇尔·福柯（Michel Foucault）著，刘北成译，《临床医学的诞生》（南京：译林出版社，2001），页195—217。

[2] 这四本西方医典是《希波克拉底全集》《盖伦全集》《阿维森纳医典》《内科新说》。

[3] 关于伤寒论传本的讨论，请参见钱超尘《伤寒论文献通考》（北京：学苑出版社，2001）

[4] 作者认为《素问》的六经体系只有理论上的价值，是一种假说，这一理论只有经过临床验证并大幅修改后，才能形成今日《伤寒论》的六经体系学说。

[5] 曹东义先生则从用药上取径，来划分热病学说的演变，"《内经》热病、张仲景论伤寒，后世述温病，其症候并无本质区别，治当同法；病因之寒温，缘于古今医家的不同认识，不能以此作为区别伤寒与温病的依据。寒温之争，其关键在于表证治法的差异；辛温发汗到辛凉解表，体现了外感热病治疗的进步"，参见曹东义，《外感热病学说的演变》，《中华医史杂志》18. 4 (1988)：217

本文刊载在：台湾《新史学》二〇〇三年十二月 十四卷四期 195—203页。

目 录

第一章　我为什么和怎样写

比较热病学史？

我的两本小册子——《近代中西医论争史》和《内经时代》抛出后，海内医界反应之大出乎意料，几年来赐教者甚多。这对日后修改拙作固然有益，更有益的是从中了解到中医同道最关心什么问题。笔者发现，中医界忧道之士最感不安的是目前培养的人才临床水平太低，对研究生教育尤其担心。他们看到，研究生中能看病（能者，水平较高也）的为数太少，多数人实际上只长于做文献医史工作。由于笔者亦曾混迹于研究生之林，自然也有人批评。批评者措辞婉转而含义尖刻，直截了当地说就是：不能看病就没有研究中医理论的本钱，阁下能看病吗？如果不能，请不要妄加议论。

不知多数同道对这种论点持何态度，我本人倒基本同意，只是应该再问几句：为什么学中医近十年不能看病？自以为或人以为能看病者，能看哪些病？如果把"看病"理解为医疗和预防实践，那么，集中一批能看病者，把一个小地区（比如一个县、乡）或较大单位（比如一个中医学院）的全部保健工作交给他们，社会能否接受？

假如社会和医界都认为这是不能接受的，那么，就有必要探讨一下一些人说的"能看病"的现状和历史是怎么回事。如果承认当前大至我们国家，小到某一家庭，甚或某一个人的全部卫生保健必需中西医合作承担，就有必要探讨一下这种局面是怎样形成的。显然，研究这一问题应该采用比较医学史方法。这本小册子选题的初衷大略如此。总的用意不在于证明本人是否"能看病"，而在于探讨怎样使更多的人能看病。

其实，有关方面已经着手解决这一问题了。战略措施之一是中医教材大大充实伤寒和温病。《伤寒论讲义》最新版包括《伤寒论》全部内容，讲解基本采用古代注家的说法。《温病学讲义》则大致照搬《温病条辨》加注解，再附个案。看来，是要突出中医在热病方面的特色。笔者认为，这种做法的后果很难令人乐观，仍不足以保证学生日后能看病。故不揣寡陋比较中西医热病学史。

从中医学术史上看，《伤寒杂病论》是中医临床理论（辨证论治）的奠基作，其中伤寒部分尤其受到重视。此后中医临床医学的进步也以热病成就为主要标志。结果，当前较公认的"四大经典"中，纯讲热病者竟居其二。加之《内经》和《金匮要略》中也有部分热病内容，热病学在中医学中确实占极重要地位。纵观世界医学史也不难发现，自上古至数十年前，热病一直是威胁人类生命的主要疾病。打开最新、最大部头的西医内科书，这类疾病仍然摆在首位。中西医热病学史之可比性很明显。

写到这里，已经不得不对"热病"概念进行一下对比。这原是典型的中医术语，在《内经》中含义便很明确。其范围和后世说的"外感"略同，是以发热为最主要、最常见症状的疾病的总称。伤寒、温病均属热病，霍乱、疟、痢疾、痉湿暍及大部分黄疸等，虽有时归入杂病，却不属于内伤，视作热病更好些。西医认为，绝大多数传染病有发热症状，其他非传染性感染疾病也多有发热，所以，热病基本上等于传染病和感染性疾病应无疑义。

这一比较还不很全面，以后各节会分别补充。然而，双方内容十之八九已互相包容，大致无问题。

如此说来，比较中西医热病学史似乎很容易写，其实非然。上文对"热病"概念进行的第一次比较经有心人一推敲，就会发现漏洞。人们会问：足下不是写比较热病学史吗？为什么拿古代中医概念与现代西医进行对比呢？居心何在？

不佞不得不作如下回答。

我国医界的现状是：古典中医理论和实践体系，与现代西医理论和实践体系并存（有人称疗效竞赛）。现实生活中正在进行着复杂而活跃的对比。撇开现实，为学术而学术，为历史而历史，便不能为大多数人接受。换句话说，现实正需要在中医古典热病体系与现代西医热病体系间进行对比或沟通。在这个意义上讲，本书不是比较热病学史，而是当代实用比较热病学理论探索。

可是，这样一来，本书的内容便复杂了，因为对这一题目有发言权的人太多了。临床热病专家不必说，自称中医和自称西医的专家都多少了解一些对方的理论和实践，他们在有关领域显然要比笔者权威得多。中西结合热病专家自然有更多的发言权。以上三方专家，不管谁说一句话，都可能使这本小册子土崩瓦解。

问题还不止于此。患热病服药治疗，几乎像穿衣吃饭一样平常。当代中国人患了热病，有几个人是纯靠中医或纯靠西医呢？所以，凡有表达能力者，只要曾有过切身体会，都可以就中西医热病学进行一番比较，得出自己的结论。于是本书的看法必将经过这么多人检验。

总之，这是一个为许许多多的人熟悉的话题。就这样的话题发议论是非常困难的。假如对该话题已经有了比较流行的结论，则再提出什么新见解便可能招致各方面非难。再假如此话题已经因其他非学术因素被弄得有些敏感，则又给认真的学术研究带来额外阻力。这些情况在本题目研究当中，似乎都应考虑到。然而，理性告诉我们，成说不一定正确，局外的零乱常识代替不了全面的、踏踏实实的学术研究。

现在来说怎样面对现实进行比较。

比较研究的主要目的之一是评价各方的长短得失。于是先要有一个以什么东西作为标准进行衡量的问题。显然，评价临床医学应以实用效果为第一标准。由此出发，笔者不赞成一些人进行比较时提出的不能施之于己，却要别人接受的高论。既然不敢身体力行，恐怕不切实际处太多。本书提出问题和认识问题将密切结合当前医界——特别是中医界，普遍存在的疑惑，尽量以大多数人能够理解的临床事实为依据提出看法，并没有什么高深莫测的学说，也不为求体系完整而面面俱到。当然，也力求避免以偏概全。

标准既定，接着便要确定研究对象。初学者研究，比较对象应尽量简化，鉴于中医热病学史的主要内容是伤寒学史和温病学史，至今仍无人提出有什么著作可以代替《伤寒论》和《温病条辨》，于是，作为比较一方，弄清这两本书的来龙去脉即可。比较对象的另一方——目前临床实用的西医热病学与微生物病因学开始奠基，基本上是近百年的事，本书涉及的内容大致不出目前最常见微生物学，传染病学和内科学著作，一般不超出现行教材的范围。再说一遍，既然《伤寒论》等还是活的经典，无人说它们基本上过时，则不得不拿它们和近百年来兴起的西医体系进行对比。这样做还考虑到笔者的学力和条件有限，同时也避免扯得太远使这本小书复杂化。

对象选定后，剩下的只是具体方法问题了。考虑到本书为国内读者而作，主要对象是中医，中西医结合工作者，特别是中医院校师生，故内容编排多以中医为经、西医为纬。总的看来，中医知识偏深，西医知识偏浅。这样比较适合读者的知识结构。同时，为免学究气又省篇幅，引证文献尽量简化，除非十分必要，即只引大意，不抄原文。

照上述设想写下去，读者大致上首先对中医热病学发展史有了比较完整的印象，并能以当代认识水平进行粗略评价。按说，本书的基本任务算是完成了。

然而，书名既为《中西医比较热病学史》，完全不谈古代西医热病发展，则未免名不副实。所以，笔者还是尽可能介绍了一些有关知识，只是，有必要先给读者说明两点。

第一，将中西医有关内容自古至今一一对举的比较方法，即便能实施也会弄得很烦琐而使多数读者难以卒读。所以，本书有意将古代西医热病内容集中到一节。这样写，不仅使读者对西方古代热病学史印象比较完整，也避免了中医热病知识随时要与古代西医、现代西医对比。或者说，介绍古代西医热病学时也要与古代中医相比，但应反过来以西医为经、中医为纬。

第二，笔者坦率地承认，对古代西医不很了解。至今没有一本西医古代经典译为中文，对中国医史学者是一极大的讽刺。笔者在写作有关内容时，只来得及参考有关著作英文文本部分热病内容，不敢保证引用无误。客观方面的原因是古典西医著作的外文本也很难借到，只好粗粗浏览一遍，摘下重要内容即送还。

西方古代医学经典中最重要的有三本书，即《希波克拉底全集》《盖伦全集》和《阿维森那医典》。它们在西医史上的地位依次相当于中医史上的《内经》《伤寒杂病论》《千金方》和《外台秘要》等。很遗憾，笔者未能借到《阿维森那医典》，只好凭过去浏览的印象和日文《西洋医学史》中提供的第二手资料进行介绍。其间曾得到专家的指教，否则将更无把握。

最后，再概括一遍。本书是临床医史著作，涉及古今中外。评价临床医学，切忌空谈、妄言、片面。无足够的临床实践体会，往往下笔千言，离题万里，痴人说梦，听者生厌。本题目的作者理应博今通古，学贯中西，治学与阅历俱深，读书和临证均精。然如上文所言，笔者读书治学功夫颇惭愧，古今中外四方面医学知识，没有一个方面精通。至于实践体会，自觉虽不似忧道者想象的那样可怜，离"精深"二字却有相当距离。是以，凡无亲身体会处，宁缺勿论，留待后贤。即使持这种原则，仍自知书中粗疏和武断之处尚多。不过，时势既促使条件不具备的人做点开拓性工作，相信明哲的时贤是能谅解并给予善意批评的。

第二章 《内经》时代的热病学

《内经》时代的时限，仍按拙作《内经时代》的看法，定在战国末至后汉末。十几年前，这一时代的纯医学文献只有《内经》，现在则有武威医书，马王堆医书和张家山医书等出土。较浓缩的文献还有扁鹊、仓公、华佗等人的传记，此外便只有零星记载见于属于这个时代的其他著作了。然而，除《内经》外，其他文献论热病的内容极少，且大多已在《内经时代》中讨论过，故从略。本节即以《内经》为主要研究对象，讨论现本《内经》中的热病学说。倘有的学者对《内经》时代看法有异议，亦不影响讨论，承认《内经》中有关内容代表《伤寒杂病论》之前的热病学即可。

一、《内经》时代的热病学说

《内经》中讲热病的篇章比较集中，所占比例也相当大。《素问·通评虚实论篇第二十八》至《素问·咳论篇第三十八》及《素问·风论篇第四十二》《素问·痹论篇第四十三》共计十三篇，大都是讲热病的。《灵枢·五邪第二十》《灵枢·热病第二十三》《灵枢·贼风第五十八》《灵枢·寒热第七十》计四篇也是热病专篇。"七篇大论"不属于《内经》时代，本节附带略加分析。

粗看各篇便会发现，《内经》的热病理论不属于一个体系，大有百家争鸣的味道，编者是兼收并蓄的。下面按当代讨论热病的习惯做一综合分析。

1. 关于病名和病因

《素问·热论篇第三十一》说，热病皆伤寒之类。然而，《内经》中没有"伤寒病"的说法。热病之外，算得上病名的，还有风、温病、寒热、疟、肠澼和痹等。温病并不独立，也无专篇论述，它仍属于热病，即"冬伤于寒，春必温病"（《素问·玉版论要篇第十五》）或"凡病伤寒而成温者，先夏至日为病温"。二者虽矛盾，均因伤寒所致是统一的，这反而成了后世温病学派新感、伏邪说的依据。还有"后夏至日为病暑"的说法，则暑病在《内经》中也属热病。不过，《素问·刺志论篇第五十三》又有"气虚身热，得之伤暑"的说法，这种矛盾同样给温病学派留下了据以发挥话头。类似情况还见于疟。《素问·疟论篇第三十五》说："夫痎疟皆生于风"，而《素问·生气通天论篇第三》却说："夏伤于暑，秋为痎疟"。看来只好承认风、暑均可致疟。然而，《素问·疟论篇第三十五》后半又出现了温虐先伤于寒的说法，则伤寒亦可致疟。《温病条辨》把疟病分属上中下三焦，又有瘅疟、肺疟、心疟等说，貌似有理，实则零乱不实用。究其缘故，实因对其病因仍无本质认识，不得不迁就《内经》。

"风论"是专篇，照该篇（《素问·风论篇第四十二》）的说法，风伤人，可为寒热、热中、寒中、疠风、偏枯及其他各种风病。看来，风使人得的病太多了。上述病名中，只有偏枯应不属于外感。上文已提到风可致疟，那么，热病、寒热二者之间有何异同呢。浅见以为，这是对病因强调不同所致。

拙作《内经时代》中已指出，古人最先重视的致病外因是风。风为百病之长（始）的说法，在《内经》中凡三见（《素问·移精变气论篇第十三》《素问·风论篇第四十二》《灵枢·五色第四十九》），其他病因均不曾这样强调。可以设想，较早期的外感学派，是以风解释一切的。"风论"成为专篇，似可以证明当时研究很多。

但后来，寒的重要性超过风，逐渐出现风寒并论或以寒概风的局面，至少把热病都归因于伤寒了。于是，寒热被排斥在热病之外，故《灵枢·寒热病第二十一》《灵枢·寒热第七十》约是重风派的两个残篇。

风、寒、湿三者杂至使人得痹，自《内经》始即成定论，单伤湿能否患热病呢？《素问·生气通天论篇第三》给后世温病派特别重视湿邪开了法门。不过《内经》中的湿主要指地之湿气，多伤人身半以下，不如风寒重要，只是比暑更受重视。《内经》又认为秋天易伤湿，成为冬天嗽上气的病因，这与后世温病派将湿略等于暑是不同的。此外，将湿直接与长夏联系，也不见于七篇大论之外的《内经》，玉冰注《素问·阴阳应象大论篇第五》时才这样说，足见其后起。

总之，《内经》热病的病因、病名很不统一。名不正则言不顺，知识一旦上升到理论阶段，非有比较清楚的概念不可。要区别概念，最好能同时区别它们的内涵和外延。就热病而言，即应明确热的总定义及各部分定义，探求其病因和临床表现特点。古代人已认识到必须解决这一难题。《难经》把中风、伤寒、湿温、热病、温病统称伤寒。广义的热病概称伤寒，显然是寒邪的地位更高了。如果说《难经》发明了风寒暑湿皆从寒化而伤人，故一切热病均概称伤寒，此后有《伤寒论》出现。则刘河间倡六气皆从火化，可以看作温病学说的先声。这是后话。

《内经》时代的热病病因学约经过四个阶段。第一阶段，流行风生百病说；第二阶段，四季分别伤风、暑、湿、寒而递变发病；第三阶段，风寒暑湿均可致热病，常风寒并称；第四阶段，突出寒第地位，风反而附于寒。自然，四种主张并存的情况，也应该是有的。

2. 关于病机

不同病因为什么均可导致热病，《内经》中的说法并不很令人满意。《素问·水热穴论篇第六十一》说："寒盛则生热也。"实在不足服人。当然，如果从阴阳转化思想看，此说有理。《素问·风论篇第四十二》的说法稍好，《素问·疟论篇第三十五》的解释可能更好些。不再引经文。

3. 关于证候分类——辨证

《内经》的热病辨证既简单又纷乱，大体是三套学说。按表里部位分为皮、肌、骨三层的学说应较早，可见于《灵枢·寒热病第二十一》。此说更进两层，变成由皮毛至肌肤，至筋脉，至六腑，至五脏，共五层，见于《素问·刺热篇第三十二》《素问·阴阳应象大论篇第五》。此两说出现均应较早。按五脏分证的，可见于《素问·刺热篇第三十二》《素问·风论篇第四十二》等篇。《素问·刺热篇第三十二》依次讲肝、心、脾、肺、肾热病，《素问·风论篇第四十二》依次讲肝、心、脾、肺、肾风病等，完全是从五行生克推出，经过改造，后世仍较常用。按六经分证的只见于《素问·热论篇第三十一》和《伤寒论》六经体系的张本，对后世影响最大。此说应最为晚出。试看《素问·刺疟篇第三十六》辨疟兼用六经和脏腑辨证，分为十二疟（实则十一）。《内经》时代对疟研究最深入，应该为《素问·热论篇第三十一》做了重要准备，不过《素问·热论篇第三十一》的六经体系只有理论上的价值，是一种假说，这一理论只有经过临床验证并大大修改之后，才形成《伤寒论》的六经学说。

4. 关于脉法

《素问·通评虚实论篇第二十八》有一段诊热病的脉法，基本上只用用以断生死，不用以定治则，和仓公的脉法相近。《素问·脉要精微论篇第十七》末段的脉诊则大有进步，发展到以脉候证的水平，多非臆说，也是相当晚出的。限于篇幅，均不引原文，读者并不难查到。

5. 关于治疗

《内经》十三方中，只有小金丹与热病有关，而且是预防性药物。多数学者以为，此方应为汉后炼丹家发明。因此，若不考虑"七篇大论"和其他文献，则不能肯定《内经》时代已经有了用药治热病的理论。

《素问·热论篇第三十一》中治热病有汗泄两法。旧注以为泄法即是下法，未必是。《内经》时代治热病以针灸为主，当时最常用的针法叫59刺。这套刺法既可发汗，又可泄热。刺法发汗叫做补，浅刺放血是泄热，刺破大血管大量放血则止汗、止热。针刺发汗和浅刺放血泄热现仍常用，唯选穴比《内经》少。大量放血则早已不用，大约效果不佳，逐渐被淘汰。记放血处颇多，读者欲查，可参看《灵枢·热病第二十三》《素问·刺疟篇第三十六》等篇，动静脉放血均有。《素问·刺疟篇第三十六》放血治疟，原则与热病同，亦有59刺。但该篇明确提到"疟脉缓大虚，便宜用药，不宜用针"，若此十三字非后人羼入，则当时治疟用药理论已具雏形，其他热病亦当有用药理论，然仍不一定解"泄"为用药攻下。

针刺之外，治热病还常用物理疗法。《素问·刺热篇第三十二》有让病人多喝冷水，少穿衣服，处冷环境，直至发冷为止的治法。此法后世似不用，《伤寒论》中的灌法多解为冷水洗身，约与此法有关。《灵枢·刺节真邪第七十五》还有推颈动脉治热病，是一种很有意思的按摩法。治厥则用熨法，见《素问·着至教论篇第七十五》。热病灸法，主要见于《素问·骨空论篇第六十》，后人亦少用。

《伤寒论》中多处提到"被火""火熏""烧针"等法，《内经》中少用，且不用以治热病。

6. 七篇大论与热病

笔者在《内经时代》中指出，"七篇大论"的成就在于首次提出外感六淫说，此后直至吴又可，再无人突破六淫体系。其余公式化的病机、治则学说对后世热病学发展无明显促进作用。

然而，七篇大论是研究自然（天地）变化，人体健康，疾病防治三者间关系的，是一套很严格的流行病预测理论，查其论病内容，确以热病为多。然而论其学术价值，则《伤寒论》成于此说之前，非因其启迪而作，温病学派出现于此说之后，却是吴又可冲破此说束缚之结果。故运气学说对中医临床有弊无利。惜至今仍有论者言其如何与实际相符，窃以为诚无聊之甚。笃信此说者固不必用以取代现已建立的世界疫情和气象预报网，然施之于自身及家庭应非难事，倘言而不行，则观其行而知其言妄。

7. 热病死证

《内经》时代热病疗效不佳，死亡甚多。《素问·热论篇第三十一》说往往得病六七日死亡，可知如西医说的古典霍乱、鼠疫等一两天即使患者致死的烈性传染病当时并不多见。又说病好多在十日以上，似乎又不是指现代所说的普通感冒。为便于读者理解《伤寒论》的价值，现特将《内经》中热病死证摘要列出，供下节讨论《伤寒论》时参考。

"少阳与厥阴俱病，则耳聋囊缩而厥，水浆不入，不知人，六日死"（《素问·热论篇第三十一》）

"阳明厥则喘而悗……厥逆连脏则死"（《素问·阳明脉解篇第三十》）

"有病温者，汗出辄复热，而脉躁疾，不为汗衰，狂言不能食，……病名阴阳交，交者死也。"（《素问·评热病论篇第三十三》）

"咳出青黄涕，其状如脓，大如弹丸，从口中若鼻中出，不出则伤肺，伤肺则死也。"（《素问·评热病论篇第三十三》）

"寒气暴上，脉满而实……实而滑则生，实而逆则死。"（《素问·通评虚实论篇第二十八》）

"脉实满，手足寒，头热……春秋则生，冬夏则死。"（《素问·通评虚实论篇第二十八》）

"脉浮而涩，涩而身有热者死。"（《素问·通评虚实论篇第二十八》）

"其形尽满者，脉急大坚，尽涩而不应也。如是者，故从者生，逆者死。"（《素问·通评虚实论篇第二十八》）

"乳子中风热，喘鸣肩息者……脉实大也。缓者生，急者死。"（《素问·通评虚实论篇第二十八》）

"肠澼便血……身热则死，寒则生。"（《素问·通评虚实论篇第二十八》）

"肠澼下白沫……脉沉则生，脉浮则死。"（《素问·通评虚实论篇第二十八》）

"肠澼下脓血……脉悬绝则死，滑大则生。"

"肠澼之属，身不热，脉不悬绝……滑大者曰生。悬涩者曰死，以脏期之。"（《素问·通评虚实论篇第二十八》）

"阴阳虚，肠澼死。"（《素问·阴阳别论篇第七》）

"二阳俱搏，其病温，死不治，不过十日死。"（《素问·阴阳别论篇第七》）

《灵枢·热病第二十三》有：

"热病七日八日，脉微小，病者溲血，口中干。一日半而死，脉代者，一日死。"

"热病已得汗出，而脉尚躁，喘且复热，勿刺肤，喘甚者死。"

"热病七日八日，脉不躁；躁不散数，后看中有汗，三日不汗，四日死。"

"热病不可刺者有九。"

"一曰汗不出，大颧发赤，哕者，死。"

"二曰泄而腹满甚者死。"

"三曰目不明，热不已者死。"

"四曰老人婴儿热而腹满者死。"

"五曰汗不出，呕下血者死。"

"六曰舌本烂，热不已者死。"

"七曰咳而衄，汗不出，出不至足者死。"

"八曰髓热者死。"

"九曰热而痉者死。"

"热病不知所痛，耳聋，不能自收，口干，阳热甚，阴颇有寒者，热在髓，死不可治。"

以上死证，约分三组，《评热病论篇第三十三》《刺疟篇第三十六》中所论，重证不重脉，纯从病理推出；《素问·通评虚实论篇第二十八》各条脉症合参，以脉定生死；《灵枢·口问十八》的九不可刺最简明，有证无脉，为示针灸家危候，文虽简，均非臆说。该篇其余三条，则类似《伤寒论》之条文，或系病案整理而成。

此处未列《素问·刺热篇第三十二》五脏热病死证，因其文字较多且费解。然抛开病甚日、大汗日，死日之干支，则亦均可信。从文中可看出，热病之预后同汗后是否症状缓解关系极大。如此便可理解何以自《内经》以来，治热病首重恰当使用汗法。亦不可认为这种与日干支结合热病症状测生死的学说纯系闭门造车，当时极有可能如此付诸实践，恰似现代的病程记录。

另有少量散乱或不能确指为热病死证的条文，不再列。总之，即从纯中医角度看，亦不能说上述死症，后世均不能治。其中大多症状太简略，难以为据，至于说理勉强处，亦很明显。

二、《内经》热病理论的得失

笔者曾指出，《内经》的核心思想是法自然。（请参看拙作《内经时代》第九节），这种思想的最浅层理论即顺应四时，这层理论在当时是积极而实用的，对外感病尤其如此。试看其中论热病，必从春夏秋冬及各季节的主要气候特点——多风、多暑（热）、多湿、多寒立论，便很明显，观察分析也基本符合实际。直至温病学派后期的思想，基本上仍受这种思想指导。顺应自然的最高层理论是宇宙全息论，其中融进了阴阳、五行和天人感应说。这是那个时代的文化背景促成的（请参看拙作《内经时代》第一至六节），为构筑理论体系的需要，四时变为五时（便于用五行），四时气变为五时气（再变为六气、六淫），五脏应四时或五时，五运六气分别对应五脏六腑（或六脏六腑），五色象征五脏，五味作用脏腑，经脉既与脏腑联系，又与天地相应，等等，其完善程度在古代医学理论中无与伦比。

应说明，《内经》体系尤其对外感病实用。《素问》中几乎没有一篇单论内伤，而专论外感者在十篇以上，《灵枢》论内伤稍多亦不系统。由此应想到，《内经》时代外感病是医家面临的急迫问题。亦足以理解，何以中医理论体系中，外感学说成熟较早——《伤寒杂病论》紧随《内经》出现。（读者或不同意此说，请细看经典，此处不便多论杂病。）

显然，《内经》的热病（外感约等于广义的热病）理论亦有严重缺陷。首先过分夸大了四时对人体作用。"人以天地之气生，四时之法成"等说法，就是在人体变化规律与非生命界变化规律之间画等号。这样，人顺应自然成了绝对的，何时得何病也成了绝对的，结果，在戾气学问世前，无法解释很多病——尤其如现代所说的烈性传染病，为什么会"一年之内，无论长幼，病状相似"，也无法解释同一时期各地发病何以不同。运气说的致命弱点即在于此。

缺陷之二，是外因致病在理论上机会均等，不足以说明《内经》本身为什么依次重视风、寒、湿。

缺陷之三，是把非时之气的致病性绝对化，（正气存内，邪不可干，不足以抵消这种绝对化），没有给免疫思想留下余地。于是，"治未病"纯粹是圣人才能达到的境界，上工治未病，不过善治皮毛，治萌芽。普通人想少得病，只能躲避虚邪贼风，再加上恬淡虚无，精神内守。

《内经》时代的理论有上述缺陷是不足为奇的。当时，人们对非生命界、生物界、人体命现象了解太粗疏，不可能在更细密观察的基础上全面认识世界，只有借助许多假说和演绎推理。然而若问，为什么中国医学没有较快地发展到解剖分析阶段，笔者仍感到难解（尽管这不是本书探讨的课题）。比如戾气学说的要点如此接近微生物病因说，为什么没激发人们研究微观世界？经验的免疫技术——人痘术出现后，为什么没有对六淫说构形严重挑战，促医界梦醒。这些问题追根溯源也许都要找到《内经》时代去。我们将和《内经》大体同时的西方医学经典拿来，看他们怎样建立热病理论，也许有助于认识这个问题。请看第七节《希波克拉底全集》和《盖伦全集》的介绍。

第三章 从《内经》到《伤寒论》
——伤寒学史比较研究

一、《伤寒论》研究简介

中医古书中朴实无华者，莫如《伤寒论》，而受后人之重视，反复研究之多者，亦莫如此书。然则，伤寒学兴起后，门户之内复有门户。注家皆以为自得仲景之旨，在许多重大问题上争论不已。于是，《伤寒论》和张仲景在很多方面仍成为千古之谜。

章太炎这样评价古代的伤寒注家："自古以来解伤寒论者多矣，大抵可分三部：陋若陶华、妄若舒诏、僻若黄元御弗与焉。依据古经，言必有则，而不能通仲景之意，则成无己是也；才辨自用，颠倒旧编，时亦能解前人之执，而过或甚焉，则方有执、喻昌是也；假借运气，附会岁露，以实效之书变为玄谈，则张志聪、陈念祖是也。去此三谬，能卓然自立者，创通大义，莫如浙之柯氏；分擘条理，莫如吴之尤氏。嗟乎，解伤寒者百余家，其能自立者，不过二人，斯亦怪矣。"（陆渊雷《伤寒论今释》章太炎序）

章氏受经学影响，主张中医临床理论研究"上不取灵枢内难，下不取元明诸家"，唯以长沙为师，未免有割裂历史之嫌，然推崇柯琴、尤怡的观点，基本上为近代伤寒学家接受。

完全就中医论伤寒学演变。今有《中医各家学说》教科书伤寒学派专章，读者多熟悉，本书不拟重复。

近代伤寒学研究概况，请参看拙作《近代中西医论争史》第五章第八节，此处亦从略。倘读者欲知古今中外伤寒学著作，谨列尤要者如下：

古代：唐·孙思邈　《千金翼方》卷九、十

宋·成无已 《注解伤寒论》

明·方有执 《伤寒条辨》

清·柯 琴 《伤寒来苏集》

清·尤 怡 《伤寒贯珠集》

近代：恽铁樵 《伤寒论研究》

  　　阎德润 《伤寒论评释》

笔者以为，上述著作除《注解伤寒论》不足效法外，其他都是较好的。

日本学者的著作，以丹波元简之《伤寒论述义》为最好，尤其所附答问，言简意赅，古人论著罕有其匹。

二、当代研究《伤寒论》应遵循的原则

古今佳作固多，然居今日欲深研仲景学说，仍需另辟途径，融汇新知。本节探讨所遵原则有三：

一为发展原则。承认仲景有继承，更承认仲景有创新，仲景之后，仍有创新。

二为实践原则。《伤寒论》及有关热病著作是否科学，均应以临床效果为第一标准，当前实用价值尤应重视。

三为比较原则。比较古代中西学说之得失，以作当代伤寒学发展之借鉴；比较当代中西热病之趋势，以正视伤寒学面临之挑战。

古代伤寒学家亦有重发展，重实践者，如上举柯氏、尤氏、丹波氏，唯发展未至今日，实践终为纯中医之实践，不可能与西医比较。近代学者亦有重比较者，如上举恽氏，阎氏，然是与近代西医比较，或忽视发展与实践。这应是各方读者多能接受的原则。

三、张仲景的重大突破

正式探讨仲景热病学说之前，有必要指出，北宋之前，甚或明代之前，《伤寒论》的地位并不像后来那样高。唐人无称仲景为医圣者，宋人亦少有此说。唐太医署教授医学不列《伤寒杂病论》为教本。宋太医局到北宋末才开设《伤寒论》。声明这一点不是说其价值为后世虚构，而为提醒读者知道其价值历经近千年之后方为普遍承认。惜乎此后又重视太过，几乎成为教条，直至今日仍有人视若神明，不欲稍事评骘。

何以仲景受冷遇八九百年呢？浅见以为原因较多，下一节稍事评论，但重要原因之一是其书在理论上突破太大，一时难为众人理解。以下五点

是其主要突破。

1. 抛弃春伤于风，夏伤于暑，秋伤于湿，冬伤于寒的刻板说法，四因之中特重风寒，风寒二者寒重于风。书名《伤寒论》即可见其旨意。《内经》之热病病因说发展趋势亦如此，可见仲景善于继承。前贤识及此者，亦不乏人，兹不列述，然因书有版本不同，痉湿暍及霍乱或有不归入伤寒者。近今通行教材本宋本，含霍乱而不含痉湿暍。然则先生多明白，学生则易误解。

2. 病后传变有六经之论，此六经非经脉之经，故与脏腑无涉。初病不必自太阳，次第不必沿六经，经尽不必六日或七日为期。对照《素问·热论篇第三十一》可知此为仲景最大突破。

3. 病因与证候无必然联系，《内经》病机十九条之说一概不取。（按：十九条之说宜在仲景之后，鉴于伤寒学兴起在宋后，故应提及，况《素问·生气通天论篇第三》亦有因于寒、暑、湿、风等说），"四时之气，更伤五脏"（《素问·生气通天论篇第三》）之说亦不取。

4. 诊法不取《内经》四时五脏脉、真脏脉、五色察五脏等说。

5. 不受五行说束缚。

读者或不同意以上浅见，因倘读过宋本或成无己注本《伤寒论》，便会发现辨脉，平脉及伤寒例中仍倡以上旧说，尤以伤寒例为甚。本节不事考证，然自方有执后多舍此数篇，只论397法，113方，近现代专家几无人反对方氏见解，此说明多数人实际上肯定了仲景对内难的否定。据此应可知仲景如何勤求古训，思求经旨，以演其所知。怪当今居世之士，多尊崇仲景之名，少发扬仲景之实，先圣有知必以吾等为不肖。

或问仲景取得突破的条件，笔者重视天才因素，也强调他善于博采众方。上节已论及，《内经》治热病以针灸为主，仲景治伤寒以药物为主。113方必非仲景一人所创，故认为仲景自内难出发一步完成《伤寒论》是不可想象的。今不可知《阴阳大论》（由上述分析可知，阴阳大论断非七篇大论）、《胎胪药录》内容如何，然可知仲景撰用之书，必有接近《伤寒论》者。近年出土医书已足证明，不必多论辩。经方与医经原不是一回事，《汉书·艺文志》分类已明确。应该说经方向来是多于医经的。笔者不知内难之后复有堪称医经者否，而经方则不断涌现。就热病学而言，经方每进一步都需对医经进行部分否定，从《内经》到《伤寒论》最足以说明这一规律。

四、《伤寒论》体系的科学性和局限性

《伤寒论》最耐人寻味的原因是其内容的系统性、条理性、统一性及普遍适用性。就其大端而言，论辨证，则八纲气血寓六经之中；论脉象，则《脉经》二十四脉尽有；论治法，则汗、吐、下、和、温、清、补、消八法齐全，针、灸、药三者皆备；论方剂，则汤液丸散，内服外用、灌肠、含咽，一应俱全。重病因者，理出风伤卫、寒伤营、风寒两伤营卫，谓之三纲鼎立；重治法者，理出正治法、权变法、斡旋法、救逆法、类病法；重方药者，理出麻黄、桂枝、葛根、柴胡、枝子、泻心、承气、白虎、四逆、理中等十几类基本方。以上大体是书中本有，不勉强的，总之，头头是道，真是学之弥深，仰之弥高，瞻之在前，忽焉在后，奥妙无穷。至于热衷于引经据典者，可证其无一不符内难遗训，喜运气者可见其内蕴天机玄微，好经络者能看出十二经包罗无遗，精五行脏腑之说者隐隐然见其贯穿始终，长考据者亦能考出简编次序，文学错讹，断其为三代遗文。此类研究者大多是走火入魔，谬以千里。从细部入手，可否汗、吐、下规矩森严，如柴胡法但见一证便是。集其心法之要者，曰护阳气；开其无限法门者，谓之内伤外感、热病杂病无所不适，分擘缕析，扩充至百余万言。古今才高识妙者，历千余年未发尽其内蕴。三万言之著作，学问如此深奥，实为古今中外一大奇迹。

然而，为实用计看《伤寒论》体系，原不必铺张如此繁难。本论条文多冠以六经之语，则仲景之体系原是六经体系。条文内容大致由四方面组成：一为症状，二为脉象，三为治则，四为方药。此四者中以脉为纲最不便统率全书，其余三方面，症状与脉象合参即是六经分证所本，以方药为纲大致亦可联系多数条文，从而有助于理解仲景制方用药心法，治则原由脉证而定，以之为纲，逆向求脉证，复有助于体会六经分证的原则。总之，就中医学《伤寒论》，纵向能知六经体系，横向能知方药体系，逆向能通治则体系，已是融会贯通。初学者得此门径尤有好处。

浅见以为，由中医热病理论看伤寒体系的科学性约如此。初学者欲知（纵向）六经体系按何顺序编排，请查丹波氏《伤寒论述义》所附答问，笔者以为其说最简明贴切。

然则，即便不以临床实践为准，亦不可谓仲景之说无懈可击。现择其要者略加分析。

1. 关于传经规律

太阳上篇第 4 条（按今教材条文编号法，以下同）说："伤寒一日，太阳受之，脉若静者，为不传，颇欲吐，脉数急者，为传也。"

5 条："伤寒二三日，阳明少阳证不见者，为不传也。"据此，则伤寒自太阳始，可传可不传。若传，乃以太阳，阳明，少阳之次，且每日一经，此说较《素问·热论篇第三十一》稍灵活——不必非传不可。然而 8 条："太阳病，头痛至七日以上自愈者，以行经尽故也。若欲作再经者，针足阳明，使经不传则愈。"

至此已出现矛盾。此条显然指太阳经行尽需七日，作再经者，指七日后传阳明，这样日传一经和七日传经之说并存，初学者必然误会不解。试看成无己解此条，仍遵日传一经之说，则成氏不重临床事实（或无临证经验）可知。好在后人解此类条文时多指出不必拘泥日数，现在已非大疑问。不过，直至近代，解第 7 条中"发于阳，七日愈，发于阴，六日愈"时，仍百喙纷争。（详见拙作《近代中西医论争史》第五章第八节）问题仍出在理论体系本身。

又如，既有"无热恶寒者，发于阴"之说，则伤寒发病不必先从三阳起，而细看三阴篇，似乎发于阴者仅可起于少阴（条文亦少）而不可起于太阴（实际应多）或厥阴。后世注家，于是有传经，直中之说，如此方符合事实。

粗查全书在传经规律上有前后矛盾的条文编号为：4、5、7、8、10、16、23、104、105、184、269、270、271。

由西医理论看传经，是指自然病程症状变化。多数热病起病有发冷发热，头疼身疼，此即所谓多起于太阳。而后出现其他症状，此即传经。但这不是绝对的。外感中最常见的感冒或上呼吸道感染确多在一周左右痊愈。古时，借三阳三阴之说解释此现象原无不可，但自然病程不符此日数之病种亦多。是以，固守伤寒理论，必不能解此千古之谜。后世学验俱丰之医家，解此类条文，只能做到不拘泥日数，以病家实际为准。惜乎直至近今，仍无组织系统的临床观察，看是否"发于阳，七日愈，发于阴，六日愈"及前三日在阳，后三日入阴。

184 条竟借五行说得出病至阳明不再传的结论，不仅理论上前后矛盾。也不符合实际，可见一用五行说即出谬论。

2. 关于六经纲领

阳明篇 179、180、181 三条，颇难解通。179 条之少阳阳明尤不易解。即便将三阳阳明统一到胃家实，仍不足统帅茵陈蒿汤证、吴茱黄汤证等条。少阳病纲领不足以统帅柴胡证，尤其明显。浅见以为，六经纲领中太阳、太阴、少阴较好，余皆不满意。

3. 关于治疗

205 条："阳明病，心上硬者，不可攻之。攻之利遂不止者死，利止者愈。"

此条本身即前后矛盾。其实按仲景理论，此证本当攻，尽管把握不大，当时无更好的办法。攻后可能死，可能愈，说明是危证。今中西医结合治急腹症，遇此症即放心攻下。当然纯考据家可以说此条仲景原文无"不"字，笔者概不采考据家方法。

笔者学浅，上述见解或系成说，或有不当，读者欲求近年研究《伤寒论》较好的著作，谨推荐李克绍著《伤寒解惑论》，书虽简短，时代气息较浓，尤有助于理解上述对伤寒体系长短的看法。

（顺便提及，近年有张启基、王辉武编《伤寒论手册》，意不在发挥、考订，而分类编排颇细密，实为很好的工具书。）

要言之，凡仲景照搬《内经》热病理论处，大多不通，后世解伤寒，一遵内难，便出谬论，撇开内难，实事求是，即能通仲景之意，补仲景之不足。据笔者所知，《素问·风论篇第四十二》论五脏风，均有多汗恶风症状，《素问·骨空论篇第六十》有"风从外入，令人振寒，汗出头痛，身重恶寒"、《素问·玉机真藏论篇第十九》有"风寒客于人，使人毫毛毕直，皮肤闭而为热"、《灵枢·岁露论第七十九》有"寒则皮肤急而腠理闭"，此数句约与仲景分太阳中风伤寒，以有汗无汗，恶风恶寒为依据有关。《素问·热论篇第三十一》的六经纲领为仲景取法者，只有巨阳（太阳）病，头项痛腰脊强；少阳病，胸胁痛。其余脉证治则方药，几无可通之处。

五、仲景成功的秘诀

建立《伤寒论》体系的秘诀主要是归纳法。《内经》体系并未排斥归纳法，但主要靠演绎。其中靠归纳而来的，基本上只有春生、夏长、秋收、冬藏。而后便直接套用阴阳、五行哲理，将这一规律演绎到天、地、人。归纳法主要有因果归纳和类比归纳，前者较可靠，后者则在中医中最常用。类比法在中医习称比类取象，这种方法所得结论的可靠性取决于对象间的可比程度，把许多不可比的东西归类到一块去，是《内经》体系带有重大缺陷的方法论原因。归纳的结果是能发现事物之间的内在联系，把散乱的、漫无头绪的东西（事物、概念）理出头绪来，通过它们的内在联系整理成系统。尽管哲学家至今对归纳法能否发现客观规律仍有疑问，但至今它仍是最重要的科学方法之一。当然，不存在毫无理论指导的归纳，仲景时代，归纳热病规律，不可能完全抛弃《内经》中已有的理论，只是当《内经》的六经框架容不下仲景掌握的事实时，便需要对旧框架进行大胆改造。我们说《伤寒论》有《素问》六经之名，无《素问》六经之实，就是这个意思。

运用归纳法，必先有可供归纳的对象，张仲景归纳的对象即当时各种方书治疗热病的记录和他本人的经验，从广义上讲，可看作实验、观察得来的资料。勤求古训，博采众方的过程主要就是搜集资料的过程，随之而来的归纳便和我们学《伤寒论》用以看病的过程相反。我们是先有一个"太阳之为病，脉浮，头项强痛而恶寒"的纲领在胸中，而仲景是对众多记载热病初起的资料（包括他本人的经验）进行归纳之后，才得出这个纲领的。

解决单一因素过程时，主要用因果归纳法即可。比如发热、有汗、恶风、脉浮、头痛的病人，当时可能不清楚用麻黄汤、桂枝汤哪一种能治愈，有用过多种方法治疗的记录，从中归纳出桂枝汤最好，便有了桂枝证典型症状的条文。这种过程不可能都是张仲景一人完成的，别人可能已进行了局部归纳。不过像仲景积极而自觉地进行系统归纳的人极少。他的伟大之处即在于此。

《伤寒论》体系不是单一因素过程，还需要使用其他归纳法。比如，归纳众多病人的脉证，发现大体可分为六组，于是借用《内经》三阴三阳的术语，这便是三阳三阴辨证体系出现的过程。其中需同时运用因果归纳和类比归纳。若联系到治疗，则太阳病白虎证与厥阴病四逆汤证几乎全相反，显然它们不能归到一起去，脉证相反，则治则及方药亦相反。此例仍靠归纳法。

《伤寒论》中亦有演绎推理，"以……故也"句法处即是。其他内容亦可散见，此不赘。

笔者特突出归纳法在《伤寒论》体系建立中的作用，读者不要误以为仲景是先学了科学方法之后才自觉运用的。科学思维除后天条件外，先天因素起很大作用。我国古代逻辑学不甚发达，据笔者所知，两汉以前的著作，运用归纳法如此成功者极少。自然科学著作几乎不见。《伤寒论》成为千古之谜，原因约在这里。此后的中医著作，凡取得重大突破者，均由于比较自觉地学习了张仲景的方法。

从方法论角度看《伤寒论》，亦可发现明显的缺点。主要是可供归纳的因素太少，并且是直观经验所得，其中又几乎没有定量资料。归纳出来的规律带有较严重的模糊性，给后人学习这些规律带来一定的困难。比如"发热恶寒发于阳，无热恶寒发于阴"很难运用。大实若虚的阳明急下证（如 252 条），寒极似热与热极似寒的寒厥（如 353 条）、热厥（如 350 条）证也很难鉴别。直觉所得既然只有脉和证两方面，那么何时舍脉从证，何时舍证从脉也不容易掌握。尤其是到了危急关头下，如少阴三急，能临证不犹豫的医家不多。中医热病学的这一缺点始终没有彻底克服。后世诊断虽多了舌诊，辨斑疹等法，仍然是直观、直觉材料，与《伤寒论》相比又忽视了腹部触诊。其他直观可达处，如二阴、鼻咽、四肢等处也观察不细。这样诊病必然受很多局限。至于对人体构造的分析研究，对致病外因的深入观察，则因时代限制，不能苛求于前人。总之，中医热病学——直至温病学派完成，其诊断仍建立在直观定性观察基础上，这样就决定它很难在更深层次上认识疾病。

这不是张仲景的过失。

六、仲景的辨证和辨病

现在对中医特色最简明的概括，叫"整体观念，辨证论治"，辨证论治是仲景首创的。（如果说《内经》中也有辨证论治，则那时还太零乱而不实用）仲景之后虽有别是辨证纲领出现，从方法论角度看，除吴又可、王清任之外，没有新的突破。吴、王二人也未能促成方法论重心的转移。故此处有必要粗略探讨一下辨证论治的长处和短处。

单就《伤寒论》看，仲景确实很重视辨证而忽视辨病。如前所言，六经辨证系统适合于风寒暑湿各种原因致病的诊断治疗。那么是否可以认为仲景并不想辨病呢？浅见以为不是，试看霍乱另立于六经之外，该篇不见三阴三阳字样，便可知仲景是把它当作广义伤寒之外的一种（现在可以说是一类）病。其中不讲霍乱的病因是什么，又不分三阴三阳，（384 条颇含糊，不足为据）大约仲景不敢肯定霍乱亦由六淫引起。若同时参考《金匮要略》，则本应属热病的痓湿暍，疟疾、下痢、肺痈等也独立出去了。为什么这些病能独立出去？显然是因为人们认识到了它们各自的特殊临床表现。以疟为例，六经辨证论治原则上对它不适用，故虽用有桂枝、白虎、柴胡等方，而蜀漆散，牡蛎汤两方中均用蜀漆（常山之苗叶），则为113方中从来不用的药品。从现代医学早已证实常山之抗疟作用（见张昌绍著《现代的中药研究》133—140页科学出版社1956）看来，辨证并不排斥亦不能代替辨病。凡能辨病者，古人仍以辨病为先，只是由于古代观察方法手段有限，不能认识到致疟的原虫，致痢的杆菌及各脏器部位的详细病理变化，所以才完全凭症状区分。

霍乱为什么独立出来？浅见以为同疟疾独立的原因相同，一因多见，二因其特殊表现不同一般风寒。仲景所说之霍乱多指今天所谓细菌性食物中毒，这是常识。其一般特点是发病急，吐泻重、寒热轻、死亡和恢复均较快。肺痿、肺痈的特殊症状是咳嗽吐涎沫（痰），胸疼、唾脓血、喘，而时时振寒则与一般伤寒相同。仲景无叩、触、听诊，对肺痿、肺痈（今谓肺炎之类）的辨病是准确的。中外古人均对肺炎认识较早，唯中医似不知脓胸之症。仲景谓肺痈"脓成则死"，看来当时对此病疗效不佳。再如天花、麻疹，在仲景时代已有，今不见于《伤寒论》，大约亦系因特异症状独立于伤寒之外了。

然而，应指出，仲景时代关于辨病和辨证的概念与我们现在使用的不同。仲景的原意是把伤寒也视作"病"的。伤寒分中风、伤寒、中湿、风湿、中暍等，与疟分温疟、瘅疟、劳疟等意义略同；中风、伤寒分太阳病、阳明病等则与疟分牡疟、牝疟意义略同。中风、伤寒、中湿等强调的是致病原因，太阳病、阳明病、牝疟、牡疟等强调的是各病发展阶段及正邪双方所处的状态。仲景时代对病因认识很疏略。六淫（《伤寒论》中只见四淫）说不足以科学地把外感按病因系统定名。比如，《内经》认为疟的病因是风，《伤寒论》中干脆不提，否则除非引《内经》原说便无法解释同样是中风，为什么疟有典型的特异症状。总之，在戾气问世前，中医的外感病因学是不完善的。

六经辨证又可以说是辨病与辨证相结合的朴素体系。比如：太阳伤寒蓄血证，就含有病因是寒，病位在下焦膀胱和体表，正邪斗争的状态是正气未将寒邪化热随汗逐出体外，寒邪也未能进入肠胃，而是传于下焦成为淤血，至少三层意义。加上其人如狂，则知心之官能受扰。仲景的这种诊断体系与现代医学并不相悖。此证在西医可能诊为急性盆腔炎（或急性肾盂肾炎），其病因是细菌（风寒是诱因），病位与中医略同，正邪斗争状态处急性期——即机体反应强烈，积极调动体内噬菌抗炎因子，早期一般均有发冷发热，头痛身痛等中医说的表证，脓成之后即不再发冷头痛等。此证的中医辨证归入太阳阳明合病，或阳明病的一种应更恰当，因此证确以里证为主，且用攻下法，唯不一定见大便干硬而已。关于中西医治疗此证的异同，恐费辞太多，不再述。分析其他典型条文亦可证明，仲景所谓证（法）均包含病因、病位、正邪斗争状态（机体反应状态）三层意思在内，此与西医诊断略同。

　　所不同者，乃中医治疗时，主要从病位及机体反应状态立法，针对病因的药物反居其次或竟不用，治伤寒尤然。究其原因，乃由于：

　　1. 病程和症状主要并非直接由外邪决定，故六淫均可生热，均可化寒，亦均可出现六经症候。

　　2. 外邪侵犯人体没有特异选择性，故虽有病位概念，却看作病的不同阶段，或人体对六淫的易感性因某病位本身特性所致，用药亦为纠正其偏差，而非直捣病因。后世所谓引经药，非方剂之主药，道理在此。

　　3. 药物和病因之间无针对性，或说少有始终对付某病因的药物。如风寒在表，需用驱风寒药解表，一旦入里，疾病的寒热虚实即主要不取决于外邪，故在里既可用热药温通，亦可用凉药攻下等等。

　　这样看来，有人说中医的治则略同于西医的顺势疗法，有一定正确性。此说较复杂，暂不论。然由上述分析大致看出，仲景忽视病因的特异性是较明显的。究其缘放，是当时不可能认识现在西医所说的病因特异性。中医热病学始终未能解决这一问题，故治疗方面即有重大缺陷。古时结核病、肠伤寒、白喉、猩红热、甚或疟疾（恶性疟）、麻疹、（易合并肺炎）产褥热、中暑等，一直死亡率较高，原因即在此。当然，若与那时西医相比，则疗效好得多。此点下文谈。

　　辨证论治的另一缺点是病位不准确，这是解剖不发达之故，外感病定位较准确的，约只有胃家实，热入血室，肺痈、肠澼等。尤为可怪的是，《伤寒论》中极少提鼻塞，流涕、咽疼等上感的局部症状。这很使我们怀疑当时中国人是否感冒，或感冒不叫伤寒。反之，头项强痛的症状则今日似少见于热病初起。病位不确有时是极影响治疗的。如咽后壁大脓肿，（《内经》有）严重喉炎，不及时手术便无救。辨证论治一般不考虑这些局部问题。至于黄疸，既见于《伤寒论》某些条文，又是《金匮要略》中的一种病，也是由于对病位——解剖生理认识较粗造成的。黄疸如此受重视，说明古时此病甚多见，以今日情况推测，那时肝病必不少，然古人极少将黄疸和肝胆联系在一起，也影响治疗。

七、仲景制方和用药

《伤寒论》113方用药只有87味，连《金匮要略》在内，亦不过120味，而公认同时成书的《神农本草经》却有365种药，仲景方中所用药物全部包括在内。可知仲景不能完全代表当时经方医家。浅见以为，当时实用药物较《本经》更多，今已有《五十二病方》等已足证明。总之，当时的方药实践为仲景制方用药提供了充分条件。

药物学发展应是先知单味，后用复方的。《本经》内容较朴实，完全不见仲景制方之术语，如解表、发汗、攻下、和解等。故成书时间似应更早。本节暂不讨论。笔者于此想说明的是仲景方亦在很多地方用了单味药对症治疗的知识，辨证施治立方仍不排除对症治疗。试看桂枝汤主要加减：

腹满时疼——加芍药

腹大实疼——加大黄

喘　　　——加厚朴、杏仁

项背强几几——加葛根

脉促胸满——去芍药。

心下满微痛，小便不利——加茯苓，白术。

这些加减应都是建立在对单味药对症疗效认识的基础上的。粗看《伤寒论》十几类方剂均有这些资料。仲景既如此尊重用单味药的经验，则其基本方剂也是从经验方而来，更可肯定非一人之功。后世说方有君、臣、佐、使，而每方必用其君药的正面疗效。近三十年对许多方剂进行了实验研究，约可以解除一些人对经方的神秘心理了。

今需注意者，即《伤寒论》中前两基本方桂枝汤、麻黄汤后世少用，今日尤少用。宋代开始重视《伤寒论》，但局方时代即不多用此两方。至金元时期，河间学派兴，此两方更不受重视。眼下，善用此两方治外感初起者百中无一，而该两方为《伤寒论》中法度最森严之方剂。书本距实践如此之远，为医者不当深思所以乎？

八、仲景描述症状之特色

热病第一重要症状为发热，此为中西医所公认。打开西医诊断学基础，发热亦居诸症状之首。但仲景对发热之描述，实在不尽同于西医。

仲景论发热亦有程度之分，如微热、潮热、有热、热盛、大热，此分法约同于西医所说低热至高热。但仲景对发热之描述另有以下特色：

1. 重视自觉特点：如恶寒、恶风、翕翕发热、烦热、蒸蒸发热、发热恶寒、啬啬恶寒、不恶寒但热，不恶寒反恶热，有热恶寒，无热恶寒，振寒等等。总之，发热同时是否有恶寒，最受重视，此种症状一般系病人自我感觉。今日可测出体温，但不能测出是否恶寒。而是否恶寒（恶风略同），常较单纯知道客观之热更能反映正邪斗争状态，也更便于施治。谚云："有一分恶寒便有一分表证"，大体是正确的。（此处前提应是有热恶寒。）人或以少阳之寒热往来，厥阴之热深厥深驳此说，均不能驳倒，此可知恶寒与否较汗之轻重更有指导治疗意义。然仅知仲景之说或不能全知发热与恶寒之关系，读者倘能兼通西医对发热之研究，必能更深刻领会仲景之旨。此处仅提请西医同道注意，高热时欲用物理降温，一般应待恶寒止，恶热始，汗欲出或已出之时施用。否则即干扰了机体之正常反应，不利于病愈。

2. 重视发热与汗出之关系

伤寒在表，发热汗出为表虚，发热汗不出为表实；伤寒在里（阳明），则应身热、汗自出（潮热即当有汗，濈然汗出即当有热）。发热但头汗出、身无汗，或为淤热在里，或为郁热上蒸等，病必不愈。大汗出而热不解，有阴绝亡津之虞；无热而大汗出不止，亡阳在即。以上为热与汗相关尤要者。

读者细察热病患者即知，无论病在何经，将愈或初愈时，必有自觉舒适之遍身小汗，（战汗时汗多，而病人亦应舒适）。病在表，解肌、发汗之目的为引邪外出，有汗固不待言。阳明病恰当攻下之后，少阳病和解之后，亦必有热退汗出彻身。即或三阴证行温中，回阳，通脉之法而能愈，亦应见汗。至于由阴反阳，再遵三阳之法，见汗已如前述，故汗法居八法之首，八法之内容均寓汗法之意。甚或杂治诸法，用之而效，亦多伴随汗出。言及此，应知汗出不当（无论发汗，自汗）均有伤津之虞，即西医所谓脱水，仲景法中有此类条文。已脱水热仍不解，施治即甚难，211、212、213 条为死症，214 条戒利小便，203 条重视小便次数，252，253、254 条用大承气急下等等，均就脱水过重而论。古时无补液法，治疗上讲究尤细，读者仔细体会，必能发现仲景之法有关于此者尚多。

3. 发热与厥

以西医言之，典型之发热过程，体温上升期多有不同程度的恶寒，肢冷。最典型者，可以疟疾（自然病程发病2—3周最典型）为例，若热型为稽留热，则一般不见厥。然此所谓厥，时间多短，其久者不过半日，短者半小时左右，在仲景理论多以恶寒或手足冷概之，非四逆汤症，即非仲景所谓厥逆。四逆证，多见少阴，厥阴、霍乱篇，一般因下利，呕吐、发汗或自汗过多所致。伤寒出现厥逆即近危险，仲景明言之死证多属少阴、厥阴篇。厥逆不可下，经有明言，然335条属热深厥深，又有可下证，故此条之厥非吐利所致，约相当今所谓严重感染中毒。其余诸四逆证，均因吐利、脱水所致，吐利脱水脉应虚，见微细或无脉即告危急。见滑脉，紧脉为热深，厥逆非吐利所致。见沉迟脉病益复杂难治，常见之四逆证发热应不剧，唯热深者或可高热。

总之，仲景在热与厥并存时，重厥轻热，学者倘不能合参中西，较难诊断"热深厥深"。又厥证分别偏入少阴，厥阴两篇，鉴别要点即视脉微细与否。浅见以为，厥阴病之纲领应为厥逆，现纲领烦锁而不得其要。今少阴、厥阴两篇编排勉强处较多。

与发热关系密切者尚有渴不渴、小便利不利等。从略。

《伤寒论》描述其他症状时亦有不少特色，读者能仔细观察病人，参以西说，定能获益。本节仅以发热为例，示以门径。

附一：《伤寒论》自学笔记

洪钧学《伤寒论》从无师传，今附十余年前自学笔记一篇，供参考，见解虽浅，约可示门径之一。窃以为苟日常用心临证，仲景心法，原不难知。此处选少阳篇，为简短计。

《伤寒论》少阳篇最短，共十条。所述症状有：口苦咽干、目眩、两耳无所闻、胸中满而烦、头痛、发热、胁下硬满、干呕不能食。脉象有弦细、沉紧。治法则明确不可吐下。不可发汗，方剂以柴胡汤为主。本篇兼论三阳合病—少阳坏病一条，最后三条论伤寒不传少阳及少阳欲解时。

少阳证主证主方大多在太阳篇述及，即所谓柴胡证，计：

太阳上篇一条，只一证。

太阳中篇十三条，最详。

太强下篇九条，主要为柴胡变证，热入血室等。

一、柴胡证表现

1. 寒热往来（发作有时、无时均可）。

2. 胸胁苦满、胁下痞硬、胁下满疼、胸中烦满（以上腹部满、疼、烦为主）。

3. 默默不欲食，胸烦喜呕。

4. 口苦、咽干、目眩。

5. 脉弦细或沉紧。

上5证以1、2、5为主，3、4与1、2为因果关系，非必有。101条（太阳中篇）云，伤寒中风有柴胡证，但见一证便是，不必悉具，所指应以1、2为主。中西医皆以为外感多有寒热（发烧），唯不必寒热往来。是以设为内伤证，应不具寒热往来，但可见其他各证，因亦多有用柴胡汤者。

二、中西合参心得

1.《伤寒论》以六经分证，少阳最简明，遵循甚易。其治法为和解，方剂仅大小柴胡汤。

2. 小柴胡证为少阳证型，以西医言之为感染合并轻度消化道症状者。消化道症状以心烦喜呕为主，一般不应有腹泻，更不应有严重腹泻，呕吐也不应过重。

3. 大柴胡证为少阳重型，以西医言之为感染合并较重之消化道症状（以腹满为主，非指吐泻严重），称为少阳、阳明合病亦可，小柴胡加芒硝适于典型之少阳、阳明合病，实与大柴胡方义相通。

4. 少阳证脉象以弦细为常，间或沉紧。三阳或二阳合病方可浮大，总之，脉稍实方确。

5. 两方通用药为柴胡、黄芩、半夏、生姜、大枣，小柴胡加参，大柴胡加枳实，芍药。以药物言之。

柴胡、黄芩和解清热——祛寒热往来。

枳实、芍药宽胸消滞——祛胸胁苦满。

半夏、生姜和胃止呕——祛心烦喜呕。

人参、大枣补正却邪——恐正气不足。

由此可知，小柴胡只适于寒热往来，心烦喜呕者，一见胸胁苦满便宜用大柴胡，至胁下痞硬、满痛者更不宜用小柴胡明矣。注家有谓大柴胡中枳实宜改为大黄者，未属确论。

6. 典型之寒热往来，发作有时者谓之疟，疟一般无胸胁苦满，故不是大柴胡适应证，后世及仲景治疟，不重柴胡。金匮中有两方与柴胡方义无干，而均有蜀漆，至唐代尤重视此药，其余多用者为鳖甲、青蒿，知母、乌贼骨等。然古时中医不知鸦胆子可治疟，只识其可治痢。近代西医最早发明之治疟药为金鸡纳，原为美洲原住民发现，后日渐提取精炼，视为特效药，每单用，今仍有出售。

某一药治某一病，西医之特点也。亦有竟无效者。中医治疟如上述，终不倡单味。单方虽时可愈病，不足为中医之法，学者不可不知。

7. 柴胡汤中之主药柴胡、黄芩，为寒热往来而设。本草谓柴胡味苦，微寒，入肝胆二经，有发表和里，退热、升阳，疏肝解郁之效，亦用于月经不调因肝郁所致者，又可治中气下陷诸证。近世药理研究较详，但限于解热一端，类似西医之解热镇痛药，并有注射剂广泛应用。其升阳，解郁之作用尚未明了。黄芩性苦寒，入心肺肝胆大小肠六经，能清各经实热，应用广泛，清肺热尤佳。现代研究重视其抗菌作用，抗菌谱甚广，亦有简单复方注射剂出售。此二药之效果毋庸置疑，人谓"柴胡黄芩退热如神"。

8. 寒热往来为常见典型热型，西医谓弛张热也。发作有时者莫如疟，其余脓毒感染亦属常见。但西医对发热只重热、不重寒，只分热之高下，不察热与寒孰多。只重客观之热，不重主观之热。至于发热时恶寒否、恐风否、有汗否、身疼否、口渴否、饮冷否及脉之形状皆不深究其关系，是以未为尽善，其热型说或有助于诊断病因，盖不知病因则不足指导治疗。中医则不然，如柴胡汤但见寒热往来便适用，中西医各有长短不亦昭然乎！

9. 柴胡汤实为中医极重要之方。和解之意寓发表通里两端，寒热往来为一切外感均可有之证。明乎此，柴胡汤即变通无穷。仲景用之即多方变通。以大柴胡为例，适当变通，可治一切外具少阳，内有热结之证。西医所谓急性上腹痛、胆石症、胆道感染、胆道蛔虫、胰腺炎、胃穿孔，阑尾炎、菌痢、疟疾等，均可变通而用之。

10. 近年中西医结合治胆道病尤为柴胡汤最成功之发扬。以胆道感染为例，具寒热往来、胁肋疼痛、心烦喜呕、口苦咽干等柴胡症之全部症状，当用大柴胡无疑。又此病有黄疸及大便难，其为二阳、三阳合病者甚多，病情危急。西医既往多主张手术，近经中西法合治，疗效甚佳。有黄疸者，中医仲景即习用茵陈蒿汤，近年治胆系感染即本此两方立法，多随手奏效。中西医结合果难乎。穷柴胡、茵陈二方之用，对胆结石症、胆道蛔虫早期疗效亦佳。因以西医观之，此二病均有胆道引流不畅之病理，胆道一淤，少阳证及黄疸即全现。余每早期应用，效甚佳，人且以为神。呜呼，古人之用心甚密也。固守成见者不当深思乎。余所常用之药如下：

　　柴胡汤中取：柴胡、黄芩、半夏

　　茵陈蒿汤中取：茵陈、栀子、大黄

　　理气药重用：枳壳、木香

　　疼重加：川楝子

　　炎症重加：赤芍、桃仁、红花、鸡血藤等活血药。

　　热重加：金银花、公英、板蓝根等

　　胃实加：芒硝或用硫苦代之。

　　苟能如此用药，胆系感染治愈者十居其九，不愈者，非方不善也，失之晚也，亦不能全不用西法，西法以补液、禁食为主，补液时有起死回生之效，为中医所不逮，尤适于支持患者以争取服药时机。若就诊时已危笃，有坏疽穿孔之体征者，则唯一破釜沉舟之法为手术，预后多不佳。又，胆系病自西医看实非外感风寒。然其感染重者半日内便柴胡、茵陈诸证齐见，称之风寒直中少阳可也。明乎此，则知外感、内伤旧说亦有不尽然者。以当代理论责仲景，非其宜也。

附二：《伤寒论》死证中西医结合研究

　　提要：本文结合中西医临床理论，对《伤寒论》中明确的死证条文，进行了初步研究。研究方法主要是将原文中所列症状进行分析、归纳，确定各死证的西医诊断及其可治与否。结果表明，《伤寒论》中的死证大多属于休克，若经现代临床处理，基本上是可以避免出现或治愈的。

　　《伤寒论》是中医第一临床经典，其实用价值经过近两千年的检验，对中医临床理论发展做出了伟大贡献，至今仍为每一位学习中医或进行中西医结合研究者重视。

　　作为一部杰出的方书，《伤寒论》首创六经辨证体系，意义深远。但笔者以为，同样可贵的是张仲景对当时无法治愈的证，用很朴实、准确的文字作了忠实而客观的记录。我们应学习他的科学精神。要发扬中医，从最直接、通俗的意义上讲，即应该是设法解决前人留下的不治之症。

古今研究《伤寒论》者不胜其多，但对其中的死证，却基本上无人说过自己有新方法能治愈，注家碰到这些条文，只是阐发所以必死之理。古代学者的说法不必列举，就是最新的《伤寒论讲义》对各死证仍然束手，不言有何方法可治。

本文仅试将《伤寒论》，中的死证做一中西医结合初步探讨，供同道参考。

一、本文所据版本

为方便读者对照查考，本文均据目前常见的版本，即明代赵开美复刻的宋本《伤寒论》，并参考近年据该本校勘、注释的新版本，如上海中医学院伤寒温病教研组校注的《伤寒论》（上海科学技术出版社 1983 年版）等内容从《辨太阳病脉证并治上》起，至《辨阴阳易差后劳复病脉证并治》止。条文号码依赵本不变。为简明计，凡非举例说明处，即只列条文号码吗，不引原文。

二、死证选择标准及有关条文

死证选择标准是：

1. 仲景明言系死证、无疑义者。如 296 条："少阴病，吐，利，躁烦，四逆者，死。"

2. 仲景明名言"不治"者。

3. 仲景于分析病机中提及者。如第 210 条："夫实则谵语，虚则郑声。郑声者，重语也。直视、谵语、喘满者死，下利者亦死。"本文分析此条时，自"直视"始。

4. 仲景云"难治"者，不选。

5. 仲景若云系误治成坏证而不治者，不选。

照此标准，《伤寒论》398 条条文中，共选死证 21 条。依条文原顺序为第 133、167、210、211、212、232、295、296、297、298、299、300、315、333、343、344、345、346、362、368、369 条。此 21 条中若按六经分属，计太阳共 2 条、阳明共 4 条，少阴共 7 条、厥阴共 8 条。少阳和太阴无死证。六经之外的霍乱、阴阳易两篇亦无死证。

三、统一症状术语的说明

《伤寒论》辨证体系与西医诊断体系有别，但在描述具体症状时大部分术语双方含义是相通的，其区别主要是古今措辞不同。21 条死证中涉及的主要症状统一整理原则如下：

1. 脉象：基本上照用条文原词。

2. 肢冷：指条文中的"厥逆""厥""四逆"等，其义同西医亦用的"四肢厥冷"。此处简化。

3. 腹泻：指条文中的"自利""下利""利"等，为方便列表，不再细分其区别。

4. 谵妄：指条文中的"谵语""评语"等。

5. 烦躁：指条文中的"烦躁""躁烦""烦""躁"等，进行西医诊断时参考烦和躁的区别。

其他症状亦均参考古今注家的较一致看法，换用现代词语。如"喘""喘满"换用呼吸困难，"息高"换用呼吸表浅等。

四、死证症状列表分析及各证西医诊断

所选 21 条死证中有三条是特殊诊断的。第 133 条为结胸；第 67 条为脏结；第 333 条为除中。此三待下文专门分析。其余 18 条依次列表如下（见附表）

条文号	脉象	四肢	消化系统状	神经系统状	呼吸	寒热	病期	附注	西医印象
210			腹泻	谵妄	呼吸困难（重）	发热	不 详，应非初起	消化或呼吸症状有一便死	感染和脱水致昏迷
211	短			谵妄		发热恶寒	应非初起	发汗过多所致未必是误治	重度高渗脱水所致昏迷
212	涩		5 至 10 天不大便	谵妄	呼吸困难（轻）	下午低热不发冷	约 5 至 15 日		同上
232	但浮		腹胀满哕				10 日以上	无尿	高渗脱水伴麻痹性肠梗阻
295	微细	肢冷	腹泻			发冷			休克

续表

条文号	脉象	四肢	消化系症状	神经系症状	呼吸	寒热	病期	附注	西医印象
296	微细	肢冷	呕吐、腹泻	烦躁			不详		休克
297	微细		腹泻已止	头昏眼黑时有浅昏迷			不详但非初起		感染中毒性昏迷伴休克均轻
298	无脉	肢冷		躁动		发冷	不详	一说有吐、泻	重度休克
299	微细			烦躁不得卧	呼吸困难表浅		6日以上		感染中毒性休克
300	微沉细		恶心、腹泻	烦躁			5日以上	由汗出不烦但欲卧发展来	感染中毒性休克
315	无脉	肢冷	腹泻、干呕	烦躁			不详	仲景白通加猪胆汁汤未必有效	休克
343	微	肢冷		烦躁不得卧			6至7日	灸厥阴不必效	感染中毒性休克
344		肢冷	腹泻			发热	不详		休克
345		肢冷	腹泻重			发热	不详		休克
346			腹泻			发热汗出不止	7日以上		休克
362	无脉	肢冷	腹泻		呼吸困难（轻）		不详	足背动脉较实为顺	脱水休克
368	无脉	肢冷	腹泻				不详	一日内脉还手足温者可不死	脱水休克
369	实		腹泻日十余次				不详		？

表内18证中，除少阴病未明言脉象者加入"脉微细"外，其余概不推测脉象以己意填入。其他症状均照条文所载换用通用术语。总之是概不推测脉证而补充条文所无，以免见仁见智之失。

表内最右一栏已给出各证的"西医印象"，第369条不敢妄断，窃以为仅据条文内容不能断为死证。其余17证有15证的西医印象为休克（内有两条伴浅昏迷），诊为休克的根据如下：

1. 第298、315、362、368条之症状均有无脉，肢冷、腹泻（或兼干呕），298、315条更有不安，稍有西医临床知识者，应以为诊断完全无误。

2. 第295、296、300、343条均有脉微细，另外肢冷、腹泻、呕吐、烦躁四症状中至少各具其二，诊为休克亦无疑问。

3. 第211、346条，条文中已诊为亡阳，一因发汗太过，一因自汗不止兼腹泻，虽其一无脉象，诊为休克亦成立。即按中医理论，亡阳之结果亦必至脉虚极乃至脉绝。

4. 第344、345无脉象，然前者肢冷、腹泻、烦躁俱备；后者肢冷不止，腹泻极重，两条的脉象可知，诊为休克亦不勉强。

5. 第212条脉涩，发病日久，喘满（酸中毒呼吸？）299条脉微细，病亦日久，呼吸表浅（据此应有脉数）；297，条脉微细，先有腹泻，又兼头眩、时时自冒（低血压所致？）。此三条诊为休克亦基本成立。

至于发生休克的原因，笔者以为脱水与感染中毒难分主次。大抵症状中以吐泻、大汗为主者脱水是导致休克的主因，以发热、神昏为主者，感染中毒是休克的主因，表中未说明原因者，因条文太略，不宜妄测。但这15条均无失血、过敏等原因是可以肯定的。

五、中西医结合看休克死症的预后

以上所举15条休克死证，自今日西医临床理论看来，无一条可肯定已是不可逆休克，特别是脱水所致的休克即使单用西医疗法亦不难治愈。西医和中医结合临床同道均有亲身身经历，不必举例说明；全不谙西医的同道则无妨亲自与西医合作观察一下。内科病中以往常见的容易因脱水休克的病例如霍乱、细菌性食物中毒、婴儿腹泻等现已不多见，但在数十年前上溯至仲景时代是很常见的。感染中毒为主所致的休克目前亦较少见，主要病种是肺炎、流行性脑脊髓膜炎、出血热等，中西医结合治疗已在这方面取得可喜的成绩。总之不宜再视《伤寒论》死证为定论。

六、仲景何以无法治休克？

1. 因呕吐、腹泻造成脱水休克后，往往形成恶性循环，原只有腹泻者，会再加呕吐，患者因之不能进食水，更难服汤药，休克迅速加重。故西医无补液疗法前尤其视休克为危证。中医向以口服药物为主要手段，必然受限制而束手。第343条灸法，然不必效。至于高渗脱水而致休克，则非恰当补液便不治，因其在中医均属太阳合阳明屡经汗、吐、下之后，此时时或阳亡、或阴竭，汗下均视为禁忌，又无可温之理。

2. 脱水休克较轻者，可望吐、泻、汗诸症自止。中医治少阴、厥阴病中的此类证，温里、回阳、救逆、通脉是大法。其作用在于促进机体代偿。故第315条服白通加猪胆汁汤后脉可暴出，但以微续者生，可见仍以机体从容代偿为主。第368条有"晬时脉还，手足温者生"其机理同上。

3. 感染中毒性休克，处理尤难措手。目前西医处理此证时，起手亦不以对付病原体为主，但必须兼顾，休克纠正后仍需祛除病原体（设有特效药）。不过当前已少见一般感染（如痈）出现休克者，因多已防患于未然了。中医相对少有特效药物，加之古时往往不能及时就医，故有发热数日后又出现休克者。此时往往又有神昏、呕吐，汤药便难以为用。目前中西医结合治疗此类病证的原则即在于发挥中医调动机体代偿能力的长处（改变剂型，大有前途），以尽快消除心血管机能不全，并用西医的特效和对症药物。

七、结胸、脏结和除中

第133条："结胸证悉具，烦躁者亦死。"条文很简单，但目前能认准结胸证的人恐怕不多——特别是"大结胸"。今日之中医，用大陷胸汤（丸）者亦罕见，因其峻攻、峻下需医家有识有胆。何谓结胸？综合128至138条内容可总结为：心下痛、按之石硬、发热、脉沉而紧，心中懊憹，但头汗出等。由西医角度看，结胸应包括胰腺炎、上消化道穿孔、胆道感染、渗出性胸膜炎等。然而第131条说："所以成结胸者，以下之太早故也。"若中西合参，仲景此说未必尽是。本文不就此深究。至于治法，则中西医结合治急腹症用通里攻下峻法有效确是事实。中医治结胸是忌脉虚（浮大为虚，见132条）、忌烦躁的，二者皆为死证。若中西医结合，则大多可活。文献甚多，不必举例。以上简析供中西同道参考。

第167条："病胁下素有痞，连在脐傍，痛引少腹，入阴筋者，此名脏结。死。"但第129条亦属脏结，却只说"难治"，未说必死。由西医看，脏结应是何病？有人说第167条是嵌顿疝，笔者同意此说。第129条亦应怀疑为急腹症。看来脏结不应属伤寒，由病名字面推测，古人可能做过病理解剖。不过结胸和脏结均编入太阳篇，算是伤寒初起的两证，亦有些道理，不可全用西医套中医。

第 333 条记的是除中，是必死证，不再抄原文。笔者有此经验，但不多见，足示古人观察细致。

《伤寒论》中还有难治症，误治后死证等，条文亦约 20 条，若全面研究，结论亦与本文略同，读者可详查。本文参阅文献颇多，然除《伤寒论》外，未引一家原文，不妥处，欢迎指正。

第四章　魏晋隋唐热病学浅述

这一时期的下限断自《外台秘要》成书，上接《伤寒论》问世，其间近五百年。可靠文献依次为《甲乙经》《诸病源候论》《千金要方》《千金翼方》《外台秘要》。需略加分析的文献为《脉经》和《肘后方》。今本《肘后方》，大量收入了隋唐乃至宋代方书内容，述其热病理论时应审慎。《脉经》应系最有价值之文献，但今所见者，为宋代对照着《伤寒论》校正修订之版本，故很难断定其原书面目。本节名为魏晋隋唐热病学浅述，实则照以上顺序依次讨论各书中的热病学说。《脉经》之名义成书年代最早，但最后讨论。

一、《甲乙经》中的热病学

《甲乙经》是整理性著作，皇甫谧述而不作，故此书适可从一定侧面反映公元三世纪末之热病学。既往多云，《甲乙经》乃撰集三部之作，即分类编次《素问》《九卷》及《明堂孔穴针灸治要》而成。然细读自序及内文，可发现皇甫氏的确参考过仲景之书，后人知王叔和整理仲景余论，亦本于此。其书之热病内容集中于今本卷七、卷八及卷十一。因其为针灸专书，治疗方面极少提方药，故不能据以推断当时的方书（以药物治疗为主）的热病学水平。由自序可知，当时张机之影响在仓公、华佗之上，孙思邈之前的医家极少深研仲景者，此颇费人解。

1. 皇甫谧所引张仲景语《甲乙经》卷七"太阳中风感于寒湿发痉第四"有整段引张仲景语如下：

"张仲景曰：①太阳病，其证备，其身体强，几几然，脉反沉迟者，此为痉。②其痉脉来，按之筑筑而弦，直上下行。③刚痉为病，胸满口噤，卧不著席，其人必齿。④病发热脉沉细为痉。⑤痉家其脉伏坚，直上下。⑥太阳病，发热无汗恶寒，此为刚痉。⑦太阳病，发热汗出不恶寒，此为柔痓。⑧太阳中湿病痓，其脉沉与筋平。⑨太阳病，无汗，小便少，气上冲胸，口禁不能语，欲作刚痓。⑩然刚痓太阳中风，感于寒湿者也，其脉往来进退，以沉迟细，异于伤寒热病，其治不宜发汗，针灸为嘉。治之以药者，可服葛根汤。"

引文中之编号为便于对照今本《金匮要略·痓湿暍病篇》关于痓之条文。上引①②③④⑥⑦⑨，见于今本《金匮要略》，文字出入很小。其余条文与上下文亦不矛盾。以现代认识衡量，引文前十条论症状者，均为较典型之破伤风，而今本《金匮要略》中则兼有发汗或攻下不当所致的症状性痉挛。疮家，灸疮与痓之关系，《甲乙经》不载。此为明显的区别。

《甲乙经》对破伤风的认识也许更准确，故不混入类似病。治疗方面，两家大相径庭。《甲乙经》认为治痓以针灸为嘉，可服葛根汤。《金匮要略》中全不用灸疗法，方药除葛根汤外，另有大承气及瓜蒌桂枝汤。两家均言不宜发汗，而不可解者，葛根汤适为发汗方。大概，当时所谓汗法仅指麻黄汤类，葛根之用为解肌。要之，三世纪末治痓仍甚盲目。仲景取解表、攻里两极端，《甲乙经》似不主张攻下，刺法颇详，灸法仅一用。笔者专业临证时常用之玉真散（始见《外科正宗》），仍有发汗之意。见他人所用之验方，亦以汗出多为效，则中医治痓始终违仲景遗训。针灸治破伤风，笔者未曾闻睹，不知当代针灸专家仍有善治此病者否？《内经》明言痓不可刺，《甲乙经》所载算是一种有益的试验。

2. 《甲乙经》治热病与仲景异同

今本《伤寒论》用针灸法三十余条，综其要点如下：

①病在阳，忌烧针。见6、111、112、115、116 等条。

②刺阳明可使太阳病不传。见8 条。

③太阳病，表里俱实，刺期门。见108、109、143 等条。

④少阴、厥阴病或可灸。见292、304、325、349、362 等条。

《甲乙经》治伤寒不见上述原则。各要穴主治证颇详，然仲景特别重视的期门穴未予特殊注意，实可怪。观仲景之旨，不重针灸，皇甫谧或因此有门户之见，拟或未见仲景全书尚不可知。

除照抄灵素针灸治热病的内容外，《甲乙经》的原则是在病位附近取穴，无按六经病取穴之说，这约是《甲乙经》与《伤寒论》之间继承关系不明显的主要原因。其中略有辨证取穴意思者，摘其条文如下。

"热病汗不出，上星主之，先取譩譆，后取天牖，风池。"

"热病汗不出，而苦呕烦心，承光主之。"

"伤寒热盛烦呕，大椎主之。"

"头颈疼，恶风，汗不出，凄厥恶寒、呕吐，腹急……玉枕主之。"

"热病汗不出，天柱及风池、商阳、关冲、腋门主之。"

"身热头痛，进退往来，神道主之。"

"胸胁胀满，背痛恶风寒，饮食不下，呕吐不留住，魂门主之。"

"病温身热，五日以上，汗不出；刺太渊，留针一时，取之。若不满五日，禁不刺也。"

"热病烦心善呕，胸中澹澹，善动而热，间使主之。伤寒余热不定，曲池主之。"

"热病汗不出且厥，手足清，暴泄，心痛腹胀，心尤痛甚，此胃心痛也。大都主之，并取隐白。腹满善呕烦闷，此皆主之。"

"热中少气厥寒，灸之热去。"

"热病烦心，足寒清多汗，先取然谷，后取太溪，大指间动脉，皆先补之。"

"手足寒至节，喘息者死。"

"热病汗不出，善噫腹胀满，胃热谵语，解溪主之。"

"身热狂走，谵语见鬼，瘛疭，身柱主之。"

"足厥喘逆，足下清至膝，涌泉主之。"

"大风汗出，膈俞主之。"

"溺逆霍乱，刺人迎，不幸杀人。"

"厥逆霍乱，府余主之。胃逆霍乱，隐际主之。"

"霍乱转筋，金门、仆参、承山、承筋主之。"

"便脓血，寒中，食不化，腹中痛，腹哀主之。"

可以看出，《甲乙经》治热病，集中解决热病汗不出，其次为厥逆。论治不参考脉象，亦无六经之说，较《伤寒论》相去甚远，或系更早的成就。但宋以前论针灸者仍多尊其说。温病学家则几乎完全不用针灸，故以下本书不再论针灸治热病之进展，又疟病在《甲乙经》中未列专篇论述，不知何故。

二、《肘后方》中的热病内容

《抱朴子》自序中批评了当时是古非今的陋习，却最推崇仲景方（亦云有金匮，未知是否如所见），但《伤寒论》体系，甚或大部分方剂未被采用，亦颇难解。或云仲景方多珍贵药，葛洪求便验，则《肘后方》治热病用药种类与《伤寒论》出入不大。尤可怪者，葛洪之热病方中无一云出自仲景方。而名言出自仲景者（或称张仲景诸要方），约共 5 条药论与今本伤寒、金匮方多不合。葛氏博学，所见书应不少，然大约仍未读懂《伤寒论》，或系备急家习惯上不采成套方论之故。另参看《抱朴子》，亦不能肯定葛洪治热病本仲景学说，今《肘后方》自序或经后人删改，颇可疑。

今本《肘后方》热病内容集中于卷二，原篇自为：

治卒霍乱诸急方第十二

治伤寒时气温病方第十三

治时气病起诸劳复方第十四

治瘴气疫疠温毒诸方第十五

治寒热诸疟方第十六（在卷三）

这一编排顺序与今《伤寒杂病论》明显不同者为置霍乱于伤寒之前，盖霍乱多急故也。以下简析其热病内容。

（一）对霍乱病因的认识和治疗

《伤寒论》未明言霍乱病因，《肘后方》认为："凡所以得霍乱者，多起饮食。或饮食生冷杂物，以肥腻酒鲙。而当风履湿，薄衣露坐，或衣卧失复之所致。"《内经》说霍乱因气乱于肠胃，故《肘后方》有显著进步。然此论所指霍乱应多系急性胃肠炎及细菌性食物中毒。

霍乱治疗丰富多彩，"务令暖"是主要原则。所论方剂有理中丸、厚朴汤、大豆豉汤、通脉汤、半夏汤、四顺汤，较《伤寒论》中为多。唯言此类方药"可不予合，每向秋月，常买自随"，恐系唐宋人所加。其余各单方及灸法亦多可验，因采六朝隋唐人之方特多，难断各方先后。

《伤寒论》已指出霍乱可有四肢拘急，《肘后方》则多次提到"转筋"（似应以下肢肌痉挛为主）。今已知吐泻脱水严重均可致肌痉挛——"转筋"。然笔者经验所及，急性胃肠炎及细菌性食物中毒少有现此症状者，故唐以前我国可能已有真霍乱。古代中医对霍乱的认识至此大体定型。

（二）对伤寒的认识

1. 关于病因、病名

《肘后方》以为："伤寒，时行，温疫三名同一种耳。而原本小异。其冬月伤于寒或疾行力作，汗出得风冷，至夏发，名为伤寒。其冬月不甚寒，多暖气，及西风使入骨节缓堕受病，至春发，名为时行。其年岁中有疠气，兼挟鬼毒相生，名为温病。如此诊候相似，又贵胜雅言总名伤寒，世俗因号为时行，道术符刻言五温，亦复殊，大归终止是共途也。"要之，《肘后方》以伤寒概括时行、温病（疫），这与隋唐文献略有出入，见下文。病因则风寒之外加疠气、鬼毒。伤寒、时行主伏邪说，疠气、鬼毒应中而即发。看来葛洪并不全袭《内经》旧说。

2. 关于辨证

书中只附带说明伤寒"有阳明，少阴，阴毒、阳毒为异耳。少阴病，例不发热，而腹满下痢最难治也。"可知六经名称不全。少阴病与仲景说出入亦太大。

3. 关于治疗

葛洪说："凡治伤寒方甚多，其有诸麻黄、桂枝，柴胡、青龙、白虎、四顺，四逆二十余方，并是至要者。"观此意则彼所见书与《伤寒论》差近，然不言出仲景。查其所列之方，有麻黄解肌汤两种，药味为：

①麻黄、甘草、升麻、芍药、石膏、杏仁、贝齿。

②麻黄、芩（黄芩? 甘草?）桂、生姜。

此两方适于病一二日，需顿服，复卧取汗出，加食豉粥。治则与《伤寒论》相同。

又有葛根解肌汤，亦适于病一二日，如下：

葛根、芍药、麻黄、大青、黄芩、石膏、桂。

此方中之大青不见于《伤寒论》。

三日已上到七八日不解者，可服小柴胡汤，组方与《伤寒论》同。

若有热疾，得汗不解，复满痛烦躁欲谬语者，可服大柴胡汤。组方除加大黄外，与仲景方同，服后当微利。

以上均不言脉象，取方以病后日数及症状为据。粗审其意，麻黄为发汗解表，葛根有双解之意，小柴胡为和法，大柴胡为下法，总之，较仲景法粗疏。

又云："若病失治及治不差，十日以上，皆名坏病，唯应服大小鳖甲汤，此方药分两乃少而种数多，非备急家所办，故不载。"可知坏病之说与仲景有异。大小鳖甲汤，不知其详，约与金匮中治疟母之鳖甲煎略同。然十日已上只有此法，则不同仲景心法。

阴毒、阳毒证反较《金匮要略》描述稍详，（金匮无脉象）此证系危证，视其方药，疗效可疑。

其余治伤寒法甚多，以八法论之，则汗、吐、下、和、清居多，但无温法。用吐法亦多意在取汗，物理疗法有真丹涂身，向火取汗。单方有今不可解者，如单用乌梅（或加豉、醋）后世少见。通治方最简者只用葱、豉（或加葛根、升麻、麻黄等）仍为解表。老少皆宜者，用大黄、黄连、黄柏、栀子，纯系苦寒清解。防治兼用者为寒热并用之下法，组方为大黄、甘草、麻黄、杏仁、芒硝、黄芩、巴豆，后世少用。其余显系隋唐方书内容者，不论。治时气、瘴气、疫疠诸方甚少，多为预防而设，并从略。

4. 两种流行病

一为虏疮。医史家多考证为天花，治法同伤寒，用药重升麻，未知疗效如何。

一为黄疸。金匮有黄疸专篇，然诸疸混杂，亦未言其流行性。葛洪久居岭南，云："比岁又有肤黄病。初唯觉四体沉沉不快，须臾见眼中黄，渐至面黄及举身皆黄，急令溺白纸，纸即如蘗染者"据此，则此病发热不剧，最可能为黄热病或病毒性肝炎。当时治法用茵陈蒿汤，与仲景法同，又有瓜蒂，赤豆（或巴豆）散吹鼻，至今仍流传于民间。再有割舌下（动脉?）放血，则后世少用。此法可出血不止，当时用火烙止血，系一种发明。

5. 治疟方

《肘后方》治疟以常山为主者有 15 方，不与金匮方全同，各方并不辨证应用。常山之呕吐反应亦明载。其单味青蒿方，仲景未用。总之，葛洪视常山为治疟要药无疑。唯仍少单用常山。中医治疟，至此已基本过关，后世进步不大。

三、《诸病源候论》的热病体系

该书是中医书中最早，最好，内容最丰富的病因证候学专书，虽系整理性著作，非后世好整理者可比。自现代认识看，该书可分为病因学、病理学、症状学三方面，其价值不可低估。其描述证候之详，探求病因之确，涉及病种之广，后人极少超过处。其体系尤为后世综合性方书大定法度，热病学亦然。

（一）伤寒，时行，热病、温病并行系统

现存隋以前医书，从未有过将四类热病同等对待的系统。其理论意义

是为后世将温病与伤寒并列开了先河。此种系统相当整齐，列表对比其要目即一目了然。（见下页附表）

热病四大体系要目比较表

（表头下已省去"候"字）

伤寒一日	时气一日	热病一日	湿病一日
伤寒二日	时气二日	热病二日	湿病二日
伤寒三日	时气三日	热病三日	湿病三日
伤寒四日	时气四日	热病四日	湿病四日
伤寒五日	时气五日	热病五日	湿病五日
伤寒六日	时气六日	热病六日	湿病六日
伤寒七日	时气七日	热病七日	湿病七日
伤寒八日	时气八日	热病八日	湿病八日
伤寒九日以上	时气九日以上	热病九日以上	湿病九日以上
伤寒咽喉痛	时气咽喉痛	热病咽喉疮	温病咽喉痛
伤寒瘢疮	时气发癍	热病瘢疮	温病发癍
伤寒发痘疮	时气发疱疮	热病疱疮	
伤寒谵语	时气狂语		温病狂言
伤寒渴	时气渴	热病口干	温病渴
伤寒吐逆	时气干呕哕	热病呕哕	温病呕哕
伤寒厥			
伤寒痉			
伤寒结胸			
伤寒五脏热			
伤寒变成黄	时气变成黄		温病变成黄
伤寒心腹满痛			
伤寒大小便不通	时气大小便不通	热病大小便不通	温病大小便不通
伤寒热毒脓血痢	时气脓血热利	热病下利	温病下利、脓血利
伤寒上气咳嗽			
伤寒衄吐血	时气衄吐血	热病衄	温病衄吐血
伤寒阴阳毒	时气阴毒		
坏伤寒	时气败		
伤寒百合狐惑			
伤寒病后诸证	时气病后虚羸	热病后沉滞	温病差后诸病

续表

伤寒一日	时气一日	热病一日	湿病一日
伤寒劳复、食复	时气劳复、食复	热病劳复	温病劳复、食复
伤寒阴阳易、交接劳复	时气阴阳易、交接劳复		温病阴阳、交接劳复
伤寒令不相染	时气令不相染		温病令不相染

四大系统以伤寒最复杂（显然包括部分杂病内容），以热病最简单。各病主要区别是：热病不传染，无阴阳易；热病、湿痰无坏症，除伤寒外，无厥、痉、结胸等。

（二）各病病源

1. 伤寒

巢氏本《内经》，而稍有发挥，以为"伤于四时之气皆能为病，而以伤寒为毒者，以其最为杀厉之气也，即病者为伤寒力"此论约本自王叔和，后世伤寒派大体遵此说。

2. 时气

又称时行。巢氏以为，"非其时而有其气，是以一岁之中，病无长少，率相似者。"故时行病是非时之气所致，中而即发，不以传染解释。

3. 热病

巢氏全本奉《素问》伏邪说，专指中而不即病者。

4. 温病

巢氏亦本伏邪说，包括春日病温，夏日病暑，此说与热病重复，是一大缺陷。

（三）各病辨证

四类病均有一日至九日以上的症候纲领，其说全本，《素问·热论第三十一》，除伤寒外，不讲两感之说。此说稍有改造，仍守旧。

接近《伤寒论》辨证者，见卷四伤寒上。所言死证，略同《伤寒论》，非《内经》旧说。论治之可不可（发汗、吐、下）说，略与《伤寒论》《脉经》同。故作者应参考了该两书。文甚长，摘其要者如下，引文后括号内编号指与今《伤寒论》何条略同。

"太阳病，头痛至七日已上，并自当愈，其经竟故也。若欲作再经者，当针补阳明，使经不传则愈矣。"（8）

"少阴病，恶寒，拳而利，手足四逆者，不治，其人吐利躁逆者死；利止而眩，时时自冒者死；四逆恶寒而拳，其脉不至，其人不烦而躁者

死；病六日，其息高者死。"（295、296、297、298、299、300）

"太阳病，发热而恶寒，热多而寒，脉微弱，则无阳，不可发其汗，脉浮可发其汗。"（27）

"咽干者，不可发其汗也。"（83）

"少阴病，脉细沉而微，病在里，不可发其汗。"（285）

"少阴病，脉微，亦不可发汗，无阳故也。尺中弱涩者，复不可下也。"（286）

另于各候中亦多见与今本《伤寒论》略同之条文，仅摘示三条。

伤寒喘候：太阳病，下之微喘者，表未解故也发汗后，饮水者，必喘……以水灌之亦令喘。"（75）

"伤寒吐逆候：少阴病，其人饮食入则吐，或心中温，欲吐不能，当遂吐之．若始得之，手足寒，脉弦迟，此胸中有寒饮，不可吐也。当温之。（324）病人脉数，数为有热当消谷引食。反吐者，师发其汗，阳微，膈气虚，脉则为数，数为客阳不能消谷。胃中虚冷故也。"（122）

伤寒厥候中包括今《伤寒论》331、334、336、337、343、344、345、348、349、362、368共十二条。不抄。

倘读者喜集文献，则自《诸病源候论》中可集出今《伤寒论》和《金匮要略》的大部分重要条文。故巢无方确细读过仲景之书。其热病体系终不按六经组织，约因在"源候"二字下功夫之故。然巢氏不能知仲景体系精微，亦是实情。是以精粗不分，多引《内经》空泛旧说，不足为临床取法。

（四）其他热病

1. 疫疠

疱疮，亦名登豆疮，说本《肘后方》。病因为热毒盛。此时尚无胎毒说。

2. 瘴气

特指岭南所见，以为杂毒因暖而生，有青草瘴、黄芒瘴之分。治疗时，倡用热药减三分之二。

3. 疟病

除《内经》旧说外，加山疟（生于岭南）、痰实疟、发作无时疟等。久疟胁下有痞，同金匮说。

4. 黄病

巢氏分黄病为28候，其中以急黄观察最细。云命在顷刻，甚则死后方见身面黄。此应系急性肝坏死（即急性重型肝炎）或黄热病、钩体病、蚕豆黄之极重症。病因是寒湿由衷入里，淤于肠胃。后世除温病家重湿外，大体遵此说。

5. 霍乱

病因兼采《内经》《肘后方》两家说，而重冷热不调，不得其要。干霍乱之说为仲景所未论。西医谓古典霍乱中确有此型，可证当时中国已有真霍乱。但是，巢氏将非霍乱所致之筋急亦收入，则欠当。此可反证当时已将"转筋"视作霍乱的典型症状。

6. 痢病

巢氏论痢甚详，古时痢为大病，唯病源少及治疗，此处从略。讨论干金，外台时回头联系。

7. 肠痈、内痈、肺痈

肠痈之候与《金匮要略》同，病因视为寒温不适，喜怒无度。

内痈中有较典型之脓胸症状："胸内疼，少气，发热""胸腋下出瘘孔"，"胸内结痈也……若吐脓血，不可治"。上述症状，不可完全排除结核。

肺病症侯如《金匮要略》而稍详，属不治症，病因风寒伤肺。今本《金匮要略》治肺痈兼采千金，外台等方，其实古时肺痈（肺脓疡）仍多不救，历代绝少治验医案。笔者临证时，此病仍时见，集中西治法，多能挽回，然甚费事。

总之，由《诸病源候论》可知，隋代中医临床水平已大大超出《伤寒杂病论》，热病学方面，亦不例外。唯在理论把握上对仲景六经体系尚认识不足。杂病方面，则远非《金匮要略》能比。因其系整理性著作，每祖述内难，新旧说错杂，精粗不分，乃古时学者之通病。至今仍有此弊，岂可苛责先贤。

四、《千金方》与《伤寒论》

现存文献中，《千金要方》最先研究《伤寒论》（暂时排除王叔和的《脉经》。葛洪、巢元方所引，亦不能算研究）。《千金翼方》中所载伤寒内容基本上与今通行本《伤寒论》无异。两千金方中论热病内容尚多，然本节重点探讨其伤寒内容。

前已述及，巢元方已见到与今本无大区别之《伤寒杂病论》。应怎样解释两千金方中伤寒体系不同呢？旧说有两种。一说据《千金要方》中有

"江南诸师秘仲景要方不传"，推断孙思邈那时未见《伤寒论》全书。另一说认为孙氏编《千金要方》时参考的是《伤寒论》，别一传本。浅见以为，前一说不能推断孙氏未见全书。后一说不能解释何以孙氏将辟温、温疟溪毒等归入伤寒。细读孙氏书，可知彼于《千金要方》用力甚多，其体系之严谨，在唐以前方书中为仅见。称之当时最系统全面之医书实不为过。其体例为，每卷多有总论，每篇必有概论，中间或插病论及方论。凡论极少照抄旧说，文字修饰甚佳，就不会照搬前人成书。《千金翼方》之编著亦属上乘，然不如前者。无医论之篇甚多，篇内编排散乱者较多，照搬他人成见亦多，基本上照搬《伤寒论》便无足怪。然则孙氏此举实为后世伤寒学立一大功。宋臣校正《伤寒论》极可能主要参考此书（今复刻宋体《伤寒论》附有宋臣校正按语。喜考证者可查）。宋后伤寒学家几经争论，至今公认之通行本终于最接近《千金翼方》所载体（仅删伤寒宜忌一篇），亦足发人深思。要言之，孙氏在《千金要方》中是参考仲景书按自己的认识伤寒。编《千金翼方》时乃系就《伤寒论》论原书进行研究。若联系巢元方的伤寒、时行、热病、温病，四类并行的热病体系，则孙氏亦多受风气影响，他将温病、温疟、溪毒编入伤寒便更可理解了。当然，这并不排除孙氏早期对仲景体系理解还不深。

自热病史角度看，孙氏两千金方对伤寒学均有贡献。

（一）《千金要方》对伤寒学的贡献。

1. 收入病种较多

辟温、温症、溪毒（恙虫病）等原非《伤寒论》所有，收入实扩充伤寒学之意。百合、狐惑今属杂病，然推其意，归入伤寒或更妥。伤寒杂治方中装入时行毒病、伤寒呕哕、伤寒后虚羸、毒热攻手足肿疼、对行热毒痈疽眼赤、伤寒出斑、豌豆疮、伤寒后口干咽痛唾脓血、伤寒后虚肿盗汗等，均前所未有。对看《诸病源候论》可见受巢氏之影响。霍乱另立专篇，竟不归入伤寒，亦足示孙氏有己见。

2. 归纳治法简明

孙氏归纳的治法主要为：伤寒膏内服外用（实则发明）、发汗、宜吐、宜下、汗吐下后调理五大端，较汗、吐、下、刺、灸、火可不可（王叔和归纳为十七类）更简明。

3. 充实了大量方药

辟温方36首中，后世常用药有大青、防风、羚羊角、虎骨、珍珠、白芷等。《局方》、金元医家及温病家实受其影响。伤寒膏三种、发汗散 11 首（仅五苓散为仲景原方）丰富了伤寒寒治法。其中常用细辛，与仲景不同。代赭石、寒水石、贝母为仲景未用。发汗汤 19 首中仅用仲景旧方（麻黄、桂枝、大青龙）三首。以上均系对此前经方的总结和提高。

4. 辨证不采旧说

孙氏未遵六经辨证，然尤不与《内经》牵合，立论几不引《内经》一语。不过，孙氏辨证实有重大缺陷——不重阴证，故无温中、回阳，救逆之法。此类方法皆在霍乱篇中。

5. 关于霍乱

孙氏论霍乱病因一本《肘后方》，全不取《内经》之说。内有今《伤寒论》中霍乱条文 4 条。其方 28 首，较《伤寒论》大为丰富，论灸法尤详。

6. 关于痉

孙氏重中风偏枯和风湿，却不重痉。可确指为破伤风方者仅一首，或系少见。

（二）《千金翼方》对伤寒学的贡献

孙氏在此书卷九首先谈了，他认识《伤寒大论》的过程，及当时医家不重视此书的情况。今不惮繁全文录下。

"论曰：伤寒热病，自古有之。名贤睿哲多所防御，至于仲景特有神功。寻思旨趣，莫测其致，所以医人未能钻仰。尝见大医疗伤寒，惟大青、知母等诸冷物投之，极与仲景本意相反。汤药虽行，百无一效。伤其如此，遂披《伤寒大论》，鸠集要妙，以为其方。行之以来，未有不验。旧法方证，意义幽隐，乃今近智所迷。览之者，造次难悟，中庸之士，绝而不思。故使闾里之中，岁至夭枉之痛……夫寻方之大意，不过三种，一则桂枝，二则麻黄，三则青龙。此三方，凡疗伤寒不出之也。其柴胡等诸方，皆是吐下发汗后不解之事，非是正对之法。术数未深，而天下名贤止而不学，诚可悲夫。又有仆隶卑下，胃犯风寒，天行疫疠，先被其毒，悯之酸心。聊述兹意，为之救法。方虽是旧，弘之惟新，好古君子，嘉其博济之剂，无嗤诮焉。"

这段话有以下几层意思。

①孙氏认为治伤寒热病方书虽多，均不如仲景方好。

②当时医生，多不懂且不用仲景方，有用寒凉的风气。

③孙氏自己研读后，临床使用效果很好。

④孙氏提出桂枝、麻黄，青龙三方为纲，此为最早的三纲鼎立说。为便于读者检用，孙氏适当做了"方症同条，比类相附"的编排。

⑤基本上照搬原书，担心他人讥笑。

学者或据"方症同条，比类相附"，八个字说孙氏完全重新编次《伤寒大论》，仲景原书并不按三阴三阳分篇。此说应不确。

孙氏之大改动有两点。一是将痉、湿、暍提出，不与风寒相混。此类条文在他所见的本子中应在太阳篇，故集出后编在"太阳病用桂枝汤法第一"的最前面。孙氏所集较今本《金匮要略·痉湿暍篇》少九条条文，且均不附方。所缺者有三条见于伤寒宜忌。其余又可部分见于《甲乙经》所引仲景语，本节不予深考，好在重要条文均同。试看两千金方均不重视痉湿暍，未知何故。笔者临症时，痉湿暍均常见，且往往有不治者。孙氏阅历甚深，岂当时少见欤？

第二大改动是将太阳篇"方证同条，比类相附"，分为：太阳病桂枝汤法（含4方）、麻黄汤法（含5方）、青龙汤法（含2方）、柴胡汤法（含7方）、承气汤法（含3方）、陷胸汤法（含15方）、杂治法（含13方）计七法。自阳明至厥阴不再以法类证。这种处理方式，亦说明仲景书，原于太阳病特详，读者难掌握，今本仍如此。后代学者以法类证或更细，然大旨与孙氏同。试看《伤寒来苏集》承气法均归入阳明，柴胡法均归入少阳，三白散归入太阳，纯以方类证，应系受孙氏启发，而各有长短。

"伤寒宜忌"应是孙氏受《脉经》（孙氏未提及见《金匮玉函经》）影响编辑的。其中割裂少数伤寒条文，又引《内经·刺禁论篇》少数内容（选择较当），参以己意亦较多。宋人许叔微、庞安时等研究伤寒仍有此举，今日研究者亦未尽废。"发汗吐下后病状"来路及用意大致同"伤寒宜忌"，不赘。

总之，自孙思邈重视《伤寒大论》，伤寒学开一新纪元。《千金方》不仅忠实地保持了仲景原书面貌，孙氏的研究方法亦开创后世各派之端。思邈所不倡者有三：一是不提错简说（他舍去辨脉平脉、伤寒例等篇并不以错简为说——假如他所见者有这些篇的话）；二是不以仲景说强牵内难；三是不解三阴三阳为经络。笔者以为，《伤寒论》问世后，先得仲景之旨者为孙思邈。内伤杂病方面，两千金之丰富尤不待言，此非本书主题，从略。然则，赵宋之后，注解《伤寒论》者仍多狃于《内经》，是不唯不善继承仲景，亦不善继承孙真人。泥古之弊，不可胜言。

五、《外台秘要》中的热病学

该书纯系整理性著作，在现存唐以前医书中卷帙最大。其编排体例基本依附《诸病源候论》，大体是一仍巢氏旧目，补其所缺方药，灸法，间采各家方论而成。其编排颇重视热病。第一、二卷辑伤寒，第三卷辑天行。第四卷辑温病及黄疸，第五卷辑疟疾，第六卷辑霍乱。以上虽将热病提前，然各病基本照采《诸病源候论》细目。其大改动为无狭义的热病篇。上述六卷外，第十三卷辑骨蒸传尸，第二十五卷辑痢病，亦应属广义的热病。

（一）王焘论热病部分所参考书

《诸病源候论》之外，王氏辑热病部分参考之书有《肘后方》《深师方》《集验方》《千金方》《千金翼方》《崔氏方》《张文仲方》《古今录验方》《延年方》《广济方》《伤寒论》等。

近有文献专家自《外台秘要》中辑出《伤寒杂病论》佚文 99 条，据以推断王焘所参考的《伤寒杂病论》非全帙本。从纯文献学角度看，此说似有道理，其实不对。他既参考《千金翼方》，至少是见到了《伤寒论》的全帙本。实际上，王氏还应参考了《伤寒论》单行传本。其引仲景语或据"仲景伤寒论"或据《千金翼方》，同条不重出即是明证。他割裂仲景全书，主要因为强牵《内经》旧说所致。以下简析其辨证理论便可知浅见不妄。

（二）《外台秘要》热病辨证理论王焘于首卷采"诸论伤寒八家"，究其辨证所本，乃《素问·热论》六日传经，循环往复之说。采各家方论均按伤寒一日，二日、三日，以至六日，再至十三日排列（天行，温病各卷均无例外）条文中无日数之说者，勉强附于相近方论后，说明他确实相信伤寒，天行，温病均死守日传一经的规律。所以，从纯文献整理工作看，王氏态度很认真，从热病理论发展角度看，他的工作是一种大倒退。故笔者以为，医学文献整理者倘无足够临床经验，极易崇古，适足愈整愈乱，或可订正字句，于理论发展无补。比较巢元方、孙思邈、王焘三人整理伤寒学的成就，很能看出这一点。谨再提醒一句、读者倘有意参考《外台秘要》一至四卷，须知他完全按患病日数编排各家方论。自然此种倒退，亦不能完全归罪于王焘。此前之方书，除《千金翼方》外，论热病辨证仍多拘日传一经之说，治法亦仅重汗、下两法。今原书多佚，读者试翻检《外台秘要》所辑诸家之说，即可大致看出此种倾向。

王氏整乱伤寒理论的另一原因，是他一遵《诸病源候论》体例。巢氏之书一症一候探其源，每割裂《伤寒论》中症的概念。非单一症状者，如伤寒结胸候，一般不致混乱。反之，如伤寒烦候，三阴三阳病中均有，将条文集到一起，不得其要。又如辑伤寒中风方九首，方前条文自太阳至厥阴均有，而九方均属治太阳病者。初学者会以为其他中风不需治或无法治。研究《伤寒论》不可就某一症状论治法。用柴胡汤但见一证便是，属唯一例外。

《外台秘要》编辑伤寒部分的另一大缺点是不重脉象，从中完全看不出太阳病脉应浮，少阴病脉应微细等。

（三）治温病用药倾向

孙思邈辟温方药，前已述及，其法重在预防多不口服。《外台秘要》载治法较多，用药仍主辛温。如治温毒发斑（近于天花），引《肘后方》黑膏，以生地、豉、加猪油炼后再加雄黄、麝香，此方疗效难测（笔者无缘治天花）。又引《备急方》黑奴丸，偏寒凉，但名言"赤斑者，五死一生，黑斑者，十死一生，大疫难救。"又单用黄连三两顿服，纯属苦寒方，后世仍有用之者。大约宋之前治温病初起，仍主辛温。

（四）对黄病的认识

迄至唐末，仍将发黄看作一类病。热病发黄后，即归入黄病。王焘辑十余家方论，均提示古人极少重视与黄疸有关的其他症状。病因方面，偶尔提到与饮酒过多有关。今最常见肝病性黄疸，应有食欲不佳，重症有昏迷、腹水，则无一家描述。治疗方面，以祛黄为要务，黄疸消退即认为病愈。最常用的药物为茵陈、大黄、黄芩、黄连、枝子等。王焘本巢元方说，将黄疸、女劳疸（贫血?）、黑疸分开，是一种进步。女劳疸可有大便黑、腹水，此应指肝硬变（即肝硬化）等。服硝石、矾石散后、大便正黑，则矾石内应含铁盐。有人指黑疸为阿狄森氏病（又译为艾迪生病），恐不确，此病甚少见。笔者专业临证十年，亲自确诊为此病者仅二例，且此病不应身黄。古人所指应为后世所谓阴黄或慢性肾衰等。总之，唐末对黄病的认识仍略同于今本《金匮要略》。

（五）痔疟诸方

王焘辑疗疟方 113 首，其中用药者 80 多首。用药最简者，只用常山

（共3方）或青蒿（1方）一味，最繁者23味。方内含常山（蜀漆同）者近60首。可知常山治疟源远流长。据此应能归纳出单用常山治疟的规律来。然古人并未这样做，更不可能提取有效成分加以改造，减轻其副作用。复方如此众多，疗效终不满意，因而有祁禳之方。《内经》原无鬼疟之论，此说始于《肘后方》，约系葛洪合道教思想及西南少数民族迷信而来。《千金翼方》有十二鬼之说，符咒无所不用，皆因药效不满意。直至清代，康熙皇帝病疟仍用禳法，民间流传至数十年前。单味青蒿副作用应小于常山，且药源充足，但后世治疟仍重常山、轻青蒿。近年青蒿研究研究颇有成绩，惜疟疾已近消灭。

（六）疗痢诸方

外台本病源分痢为32型，辑方170余首。分型之细，辑方之多均空前。此时治痢已超出《金匮要略》确无疑问。痢在今日仍常见，古时尤应常见，故为大病。此病症状便于观察、多不必医家诊断而后知，古人分型之细过于今人。惜乎至唐末对其病因认识仍基本上是错误的，饮食生冷不洁的因素从未重视。故不如对霍乱的认识。大约因霍乱发病快，易想到饮食因素。外台诊痢的标准仍过宽，凡大便次数多而稀即视为痢，赤白下重并非必备症状，难免仍与其他腹泻相混。总之不能得出中医之痢等于西医的菌痢加阿米巴痢（即阿米巴病）的结论。浅见以为，疳痢、久痢成肠蛊中应包直肠癌等。

治痢诸方丰富多彩，仅单方即有黄连、棕榈皮、乌梅、石榴、黄柏曲、牛角腮、麻子汁、鼠尾草、豉、枝子、小豆、大荆、甘草、茛菪子、樗根、羊肝、羊粪、龙骨、钟乳等。单用黄连者四家。复方中最常出现之药仍是黄连，治痢大法粗定。大体热重用苦寒，里急后重加理气药，湿重加燥湿之品。寒重用甘温。较明显的进步为治热毒痢开始用犀角等。

（七）关于骨蒸传尸

王焘本巢元方说，分蒸病为五，其一为骨蒸。骨蒸多属西医之结核病无疑，其症状为"旦起体凉，日晚即热，烦躁，寝举不能安，食都无味，小便赤黄，忽忽烦乱，细喘无力。腰痛，两足逆冷、手心常热。"一见吐血，方称肺蒸。更有23蒸之说，王氏并采之。隋代之前，约以《崔氏方》论蒸最详。当时病死率应甚高。故云："夫蒸者是附骨热毒之气，皆是死之端渐。庸医及田野之夫不识热蒸体形状，妄注神祟，以相疑惑，蒸盛终变为疳，而致死者不可胜记"。然崔氏常用芒硝、苦参、大黄、石膏治之，效必不佳。《古今录验方》始寒温并用，每投人参、地黄、乌梅、知母、栝楼等药，疗效应稍好。《广济方》《备急方》始用鳖甲。《苏游方》始用地骨皮、麦冬等，组方渐定型，其方论最详，不录。《张文仲方》注意到传尸可传染至灭门，然仍与疟相混，用药有獭肝、野狸头等难得之品，不便推广。其最繁之方多至30余味。集温病、疟病及前人治骨蒸要药而成，法度混乱，难保疗效。《延年方》用牡蛎、黄芪、麻黄根、杜仲治盗汗，亦为后世遵循。骨蒸传尸所致之疳，非疳积之谓，乃后世所说痨或疳痨，是结核病致全身衰弱之典型表现。

要之，此时医家对结核病症状观察已详，而不知病因。单方有用枯骨、天灵盖者，咒禳之法亦不可废，是可知凡病无正确认识及特效疗法时，迷信术数便不可免。

六、《脉经》与《伤寒论》

由今本《脉经》林亿等人序言可知，北宋校订时，对此书做了较大删改修订。宋初流行的《脉经》不仅载有今《伤寒论》和《金匮要略》的绝大部分条文，而且载有绝大部分处方。浅见以为，这种本子名实不符，应去王叔和原作甚远。约系传抄者为临床方便，据《伤寒杂病论》补入处方。这样的《脉经》既含脉学，又含伤寒、杂病辨证论治方法，学者一举两得，在书籍传抄很困难的时候是可以理解的。本节不予深考《脉经》演变过程，主要从中探求该书对热病学的影响。

《脉经》中的伤寒部分，不按六经编次，而是分为：

病不可发汗证第一　　　　病不可灸证第十

病可发汗证第二　　　　　病可灸证第十一

病发汗以后证第三　　　　病可刺证第十二

病不可吐证第四　　　　　病可不刺证第十三

病可吐证第五　　　　　　病不可水证第十四

病不可下证第六　　　　　病可水证第十五

病可下证第七　　　　　　病不可火证第十六

病发汗吐下以后证第八　　病可火证第十七

病可温证第九

专家认为，这是既知最早的《伤寒论》单行本。工作是王叔和做的。然而，这样以法类证，将伤寒治法收入《脉经》（设无处方），仍有些与《脉经》书名不相称。浅见以为，所谓王叔和首次编次仲景余论应指的这件工作，后人径直把它收入《脉经》了。此说是否正确，姑且勿论。先看一下这种《脉经》影响如何或更有意义。本节以上所论各书中，只有《千金翼方》基本上照采了王叔和的这种编排，见其书卷十"伤寒宜忌"。看来最了解《伤寒论》价值的仍是孙思邈。《梁书·七录》《隋书·经籍志》《唐书·经籍志》《新唐书·艺文志》载有《辨伤寒》或《张仲景方》或《伤寒卒病论方》，加之《脉经》所收《伤寒论》部分，则那时仲景之书应不很难见到，而当时热病学发展受仲景影响却不如宋以后大，只能说其价值未能为多数人认识。又，唐太医署教授医学是有《脉经》课的，其制度曾推广全国，孙思邈尚及亲见。据此，则唐时的《脉经》应不含《伤寒论》方药，否则，不存在"秘仲景要方不传"的问题。

王叔和按可不可编次伤寒，第一次对《伤寒杂病论》的伤寒部分进行全面研究，是典型的以法类证。其贡献不可低估。不过，这种方法不能解决伤寒学的重大理论问题，比如对六经本质，伤寒传变规律、六经病纲领等不便探讨。顺便指出，今本《脉经》中基本不见六经纲领条文（唯有太阴纲领），而《千金翼方》中则一条不缺。若谓王叔和未见六经纲领条文，恐难成立，因太阳、少阴纲领于脉学关系最密切，不应舍去，而单取太阴。唯一可讲通者，是王叔和只从治法着眼，故独取太阴，他对六经纲领的意义认识不足。按说《脉经》便于翻检处方，切合临床实用，应为临床医家广泛遵循。实则六朝隋唐经方家，基本没有这样做。他们大多只采仲景少数方子，多数方子是自己的经验方。

这种趋势自有其积极的一面。六朝隋唐医家遵古之风不盛，他们不安于旧志，积极探索的精神，值得称道。探索的结果是凡能独立出来的热病，如霍乱、疟、痢、痉湿暍、温病、骨蒸传尸、黄疸、内痈等（一旦独立，即视为杂病）治疗水平均超出张仲景，唯伤寒仍需最终回到仲景六经辨证体系上来。究其原因，仍然是他们还不可能认识导致伤寒的各种特殊病因。在这种认识水平上，六经体系仍是指导治疗的最佳理论。宋金元时代仲景学说确实普及了，但医家仍进行了许多摆脱旧说的努力，此时进步主要是出现了不少新方剂。对仲景体系的冲击仍不大。详见下节。

这一时期有人提出治热病重用苦酸，不赞成首用辛甘发散的理论。如《千金方》《外台秘要》均引有阮河南之论："疗天行，凡除热解毒，无过苦醋之物，故多用苦参、青葙、艾、葶苈、苦酒，乌梅之属，此其要也。""夫热盛非苦醋之物则不能愈。热在身中，既不时治，治之又不用苦酢之物，如救火不以水，必不可脱免也。""今诸疗常多用辛甜姜桂人参之属，此皆贵价，难得常有，比行求之，转以失时。而苦参、青葙、葶苈、艾之属，所在皆有，除热解毒最良，胜于向贵价药也。"

甚至说热病不必辨证："得病内热者，不必按常药次也，便以苦参、艾、苦酒疗之，但稍促其间，无不解。"这种理论对伤寒初起倡用辛温而且麻黄、桂枝界限森严的《伤寒论》是公开挑战，亦说明仲景那时还不是偶像。

苦味清热是《内经》就有的，酸苦涌泻为阴的思想也见于《内经》，但《内经》同时讲酸主收敛。重用酸味清热则后世亦罕见。笔者记忆所及，唯张从正喜用葱醋汤解利伤寒。阮河南频用酸苦药治天行，效果甚佳，他治的应非重症。

第五章　宋金元热病学的统一与争鸣

一、宋代热病学的统一

宋代热病学有一长时期的统一、稳定阶段。促成统一和稳定的主要因素有三。一为宋政府组织了中国古代最重要的几次校订、刊行医书。其作用远非现代文献古籍整理可比,《伤寒论》的校刊对后世伤寒学影响深远。二为局方的颁行和推广。局方与官办药局相辅而行,通过行政手段推广至全国,实际上具有法律意义,必然使多数医家遵循。三为运气学说受官方保护,医家要受官颁运历的指导和约束,对热病学影响尤大。这三方面因素协同作用,形成宋代热病学的特色。

（一）宋代《伤寒论》研究概况

《伤寒论》流传渐广,是校订刊行古医书的结果之一。查今赵开美本中所附校正按语,可知当时所据抄本（或版本?）出入很小,宋臣亦极忠实于旧本。按语中与伤寒理论关系最大的只有一个字。今阳明篇 180 条:"阳明之为病、胃家实是也。"其中"实"字有的本子作"寒"（今《千金翼方》中仍作"寒"）。林亿等人取"实"字,以"寒"字供参考。这一选择显然是正确的,后世无人再翻此案。其余按语均系关于方剂中个别药味的出入,或条文中个别字句意义相近而略有差别处。总之,自此之后,宋本《伤寒论》成为伤寒学的标准书,张仲景的地位亦空前提高。

林亿在校订序言中开篇即说:"夫《伤寒论》盖祖述大圣人之意,诸家莫其伦拟。"显然较孙思邈对《伤寒论》的评价更高。张仲景被称为医圣,应从此始。

此后,《伤寒论》逐渐受重视,不难理解。宋太医局约在熙宁九年（公元 1076 年）将《伤寒论》列入必修课,民间研习者亦应渐多。然有宋一代,仲景及其书仍不像明清两代那样被看作具有绝对权威的偶像。

宋代研究《伤寒论》影响较大者有庞安时（与王安石、苏东坡大体同时）、成无己、朱肱（均为北宋末年人，成氏故乡聊摄，被金人占领，遂称金人）、许叔微（北宋末南宋初人）、邵雍（南宋初人）等。

应该说明，宋代官刻医书虽盛，但《伤寒论》最早刊行于治平二年（公元1065），此时已属北宋后期。上举研究《伤寒论》诸家均出现于此后。换言之，《伤寒论》真正受重视，自北宋末年开始。然而，南宋初年之后至宋灭，再没有出现过著名的《伤寒论》专家。

庞安时名噪一时，又与苏东坡来往，但对《伤寒论》本身吃得并不很透。他的《伤寒总病论》编排不比《千金翼方》卷九、卷十好。基本理论方面把春天的温病、夏天的热病、八节中风、运气风温，统归结于有寒邪先伏，说不通。六经病纲领完全以脉象为准，尤不妥。如云："尺寸俱沉者，少阴受病也，当五六日发……大承气汤下之"明显错误。解六经以足六经为主，又强牵手经，故仍以经络视六经，未得仲景法。六经病方药大体仍均用仲景旧方。他借苏轼的名望宣传的圣散子通治伤寒，尤为后人诟病。庞氏的成就主要在探讨温病上。他把冬伤于寒，至春夏发病者以及受四时乖气发病，而颇有传染性者均称温病，且特重视后者，理论上有一定意义。治疗方面指出温病不能按伤寒用汗下法，用药重视石膏，对后世温病学家有所启发。预防四时温病之法，则明显继承了孙思邈的成就。

成无己注解《伤寒论》，基本上是向后看的，用力颇多，而于热病学发展无补。其书的价值主要是让后人知道他所据的本子是什么样子。他勉强以《内经》注解《伤寒论》，终于解不通，则启发善思考者另求他途。

朱肱研究伤寒基本理论的成就是，提出六经就是三阴三阳六条经络，不再强牵手经。此说虽基本上不实用，亦非仲景原意，但不完全以十二经学说解释六经，仍不失为一种进步。

许叔微的《伤寒百证歌》文字通俗流畅，便于背诵，应对当时伤寒学普及影响较大。其歌概括表达《伤寒论》精神相当准确，如开篇说："伤寒中风与温湿，热病痉暍并时疫，证候阴阳虽则同，别为调治难专一。一则桂枝二麻黄，三则青龙如鼎立。精对无差立便安，何须天数交传日。"（《伤寒病证总类歌》）这样简单几句，涉及三大理论问题。一是温病、热病、痉湿暍病、时疫病的治疗原则与伤寒中风不同。二是伤寒（在太阳？）有桂枝、麻黄、青龙三纲鼎立的治法。三是治法唯以脉证为准，不必遵日传一经或七日传经之说。他在"里证歌"中再次强调"阳盛阴虚速下之，安可日数拘屑屑。"若非经验丰富的医家，是不能认识到这样水平的。叙述症状方面，也足以说明他对《伤寒论》吃得透。如"头痛歌"说："三阳往往能头痛，随证医治各异能。……三阴太少无头痛，为是厥阴之证形。"他按阴阳、表里、寒热、虚实编的歌简明、准确、实用，不仅是按八纲辨证研究《伤寒论》，也是较早的八纲辨证纲领。许氏在《本事方》中对三阴三阳排列顺序的解释，也是有开创意义的理论研究。

宋代伤寒学家中，学验俱丰的只有许叔微和庞安时，许氏更高一筹。他们对时疫的看法稍有区别，许氏仍本巢元方之说，以时疫为时行，庞氏则将时疫归入温病。庞氏对伤寒理论探索的结果，以错误居多，但不死守《内经》的精神，则非成无己可比。比如，他不否定两感说，却说："不必两感，亦有六日传遍五脏六腑而死者。"就有一定价值。

（二）《局方》对热病学的影响

宋代《伤寒论》研究虽有相当影响，但仲景方法并未支配宋代热病学，当时，即使治伤寒也不常用《伤寒论》方，而是多用局方。

局方的推广是王安石变法后，实行药材国家专卖制度的结果。当时的专卖机构称惠民和剂局，类似眼下国营医药药材公司门市部加坐堂医生门诊。医生习惯于开散剂或其他成药，不像现在常开饮片。散剂或其他成药都是预先按局方配好的。所谓散剂多是炮制过的粗药末，当时习称熟药。

局方多用成药和散剂，最早应与军队医疗有关。元丰元年（公元1078年）最初编辑的称《太医局方》。此后，迅速建立了全国药品专卖网，卖局方熟药。至大观年间（公元1107—1110年）正式编出《和剂局方》，含方297首，是为指导各地药局的标准书，称为"监本"。不久，北宋灭亡。南宋承旧制，共修订局方约六次，只增不减，最多时至800余方，地方药局已难全备，但指导作用仍很大，影响直至元初。朱丹溪做《局方发挥》即为纠其流弊。我们且看局方怎样治热病。

局方卷之二，治伤寒（附中暑），最初共23方，其中仲景之方10首。后增五次，共增43方，只采仲景方2首。尤可注意的是，局方最重视者，并非仲景旧方，居伤寒方之首的是人参败毒散，应用最广的是圣散子。其适应证为，凡热病"一切不问阴阳两感，表里未辨……并宜服之"兼避邪疫。此方当时影响甚大，然颇为后人批评。局方所说的伤寒明显包括感冒，如人参败毒散之适应证有"鼻塞声重"。感冒的这一特殊症状此前重视不足。治中暑的香苏散，藿香正气散等亦影响久远。

局方略如方剂手册，其中不宜多讲理论。然而，陈师文等首次进表（奉旨编书、事毕上表）根本不提仲景二字，可见其倾向。南宋初期后，大概发现这种手册需要理论指导，因而附上了许洪编写的"指南总论"。许氏论伤寒多本朱肱《活人书》之说。如言"伤寒正名十六条"，包括伤寒、伤风、伤寒见风、伤风见寒、风湿、中湿、风温、湿温、温毒、中暍、热病、温病、痉病、温疟、晚发、疫疠外证等，但不包括中暑、瘴疟。总之伤寒概括的病种很多。

许洪分表里阴阳证大致不差，但表证不用麻黄、桂枝；里证不用承气（倡用小柴胡甚或四君之类）；阳证不用白虎（倡用三黄丸、四顺之类）；热入血室用四物，均大异仲景之法，疗效可疑。唯伤暑（非中暍）用香薷丸等是有进步。

局方卷之一，治诸风。当时对卒中风不语认识甚明确，治气厥（即癫病大发作）用七气散，颇有发明。此均非热病，暂不论。然治诸风中常用之至宝丹、牛黄清心丸、大续命汤、活络丹等，至今仍常用。至宝丹尤常用于热病。

局方卷之六，治积热，泻痢，方有紫雪散、凉膈散，此外八正散等亦为后世治热病要方。但局方中紫雪散首为脚气而设兼治急性重证热病而有神昏、发狂、卒黄、惊痫者。凉膈散正治脏腑积热，一切风壅，后为刘河间选作热病要方，不可不知。局方治泻痢诸方均为虚寒而设，唯戊己丸寒热并用，后世亦多不用其治热痢。

读者或仍不理解宋代热病学何以必受局方左右。今再略示浅见，供参考。前已述及，有宋一代，医家并不十分崇仲景，宋初尤其如此。那时仍是搜集整理的时代，北宋政府最先编的方书是《太平圣惠方》（公元978－992年），它是皇帝直接关心的产物。其内容水平略同《外台秘要》，本节为省篇幅不再论。此前及以后校订医书，仍重在整理、未暇深研。更无以《伤寒杂病论》统帅各方书的意思。伤寒学刚刚兴起，即值靖康之乱，随之局方统治日严，深研热病理论者几不可见。较著名者，如陈言《三因极一病证方论》亦属自成体系，其中有部分《伤寒论》内容而理解不深。

自然，局方亦颇有长处，今最常用的方剂中（请查《中医方剂学》教材）出于局方者相当多。其中治热病者亦不少发明。

两宋尤重视编本草书，总之还是药与方的时代。医家以创新方药为主，对理论革新，用力不多。比如钱乙，即为方不名一师。他长于儿科，遇热病应较多，但他终不以仲景为师，理论上的建树不多。若论理论，则两宋最统一的医学理论是运气学说。

（三）运气学说与两宋热病学

运气学说成为医界热门话题，约起于北宋中叶。沈括（公元1031—1095年）已颇熟谙。此说受医界重视，约与校订《素问》有关，但此前已有。始作俑者，暂不可考，官方特予重视始自宋徽宗时代。他亲自规定医学生毕业考试必须考运气学，三场考题中运气内容约占三分之一。当时学生之苦，可想而知。惜乎至今仍有人坚持这位亡国之君的做法，死考研究生运气说，未知是何用心。读者倘翻一翻《圣济总录》便会发现六十年运历居于卷首。那是赵佶很欣赏的东西，每年预先颁布。政和七年（公元1117年）十月一日公布的次年运历如下：

"政和八年，戊戌岁运气……，阳火太过……太阳司天……太阴在泉……。以运推之，阴气内化，阳气外荣，其收齐，其病痊……，其味苦、辛、咸，其脏心肺……。以气推之，天气肃，地气静，寒政大举，泽无阳焰，小阳中治，时雨乃淫，还于太阴，湿化乃布，寒湿之气，持于气交。岁半以前民感寒气，病本于心。平以辛热，佐以甘苦，以咸泄之。岁半之后民感湿气，病本于肾。治以苦热，佐以酸淡，以苦燥之，以淡泄之。一岁之间，宜食元黔之谷，以全其真，以资化源，以助天气，无使暴过而生疾，是谓至治。"（《宋会要·运历一》）

不知当今真信此说者（能运用于自身及家人为真信）有多少。其中"病痊""民感寒气""民感湿气"均生热病。不知果曾验否，若不验，医家应如何对待呢？大约因系钦定，只好腹诽了。宋徽宗迷信道教和运气，既想用以治医，又想用以治国，故有颁运历之举。谁知他指示编写的《圣济总录》未及刻印，便同他一块作了金人的战利品，运历传至北方，成为金元医家争鸣的导火线。据说徽钦二帝坐井观天之时，仍不忘推运，或不可靠。然两宋热病理论发展之迟滞，实应归罪于运气学说的桎梏。

二、金元医家争鸣与热病学发展

当代医史界已公认，金元医家争鸣对我国古代医学发展，具有深远的积极意义。然而，宋政府并非不重视医学，为什么这种积极的争鸣不出现于宋，而发生在与宋朝对峙的北方异民族统治区？这是很值得研究的一种历史现象。本书仅为讨论热病学史的需要略示看法。

近数十年来，研究金元医家争鸣的著述很多。有的大作洋洋长达50万言。

当前医史界对参加争鸣的医家有两种研究趋势。一种是将他们分为两大学派，即河间学派和易水学派。另一种是泛称所谓"金元四大家"，似乎看作四大学派。然而某一时期在同一领域的学术争鸣，总因对某一重要学说认识不同而起。略查晚近著作，很难看出引起争鸣的关键问题何在。因此，青年学者，特别是在校学生，对这场争鸣莫名其妙。

浅见以为，时下有关研究，对这场争鸣的本质认识，甚至较《四库全书》编者的水平有所倒退。纪昀认为："儒之门户起于宋，医之门户起于金元。"宋儒之门户是程、陆两派，争论的核心是"理"为何物，在哪里？金元医家争鸣的核心问题本来也很清楚，却让学者们有意或无意地搞混了。为方便讨论热病学，先给读者认识金元争鸣一个纲领。这场争鸣始终是两大派，分为河间学派和易水学派是更正确的。争论的核心是对宋朝盛行的运气学说怎样看。河间学派基本上肯定运气学说，易水学派基本上否定。这种分歧直接影响到他们对热病学的研究。

应该指出，金元争鸣的结果是河间学派占上风。原因之一，是南宋灭亡后，北方两派学问南传，当时最著名的传人朱丹溪倾向河间学派。朱氏弟子做了御医，在宣扬丹溪学说时，抬高了河间学派。河间学派创始人刘完素的著作有增无减，易水学派创始人张元素的著作则几乎全部散佚未传。

还应指出，今所见易水学派后学著述中，亦偶可见谈运气处。此种现象可因当时交流所致，亦可能因后人增删而致。但纵观现存两家著述，仍然阵线分明。迄至明代，两派形势大变，李时珍、张景岳均推崇易水学派，但不再反运气，而形成温补学说。明清温病学家似应与主寒凉的河间学派关系密切，但看不出温病大家推崇河间学说。

（一）河间学派的热病学说

1. 运气学说与六气皆从火化

河间学派的开山刘完素极重视《素问》，尤其热衷运气学说。他说："医家之要，在于五运六气""一身之气，皆随五运六气兴衰，而无相反""不知运气而求医，无失者鲜矣"。"儒教存乎三纲五常，医教要乎五运六气"（《原病式·序》）这种思想发展到张从正竟总结为一句口号："不学五运六气，读遍方书无益。"刘完素对张元素批判运气学说十分反感，认为："五运六气千变万化，冲荡击搏，推之无穷，安得失时而便谓之无也！"（《原病式·五运主病》）他的意思是说，推运不准也不能说运气学说不对。张从正更加曲护运气，说："病若不是当年气，看与何年运气同，便向何年求活法，方知均在至真中。"（《儒门事亲·运气歌》）其实，张从正大倡汗吐下三法，用药原则并不守运气学说。读《儒门事亲》也不见他死守运气旧套。其中虽有运气专卷，但只有按六气分病为六门（不仅外感）是河间真传。

刘完素维护运气，主要不是照搬六十年运气一循环的死套。那种死套之不验，常给人以攻击的口实。他对运气学说的贡献其实就是一句话：六气皆从火化。对所谓病机十九条的扩充，不过是对这句话的具体阐释。古人已看出刘氏的运气说是"独取小运、主气，而不及大运、客气。"可知刘氏在对方尖锐批判下，不得不抛弃宋代运历的大部分内容。然而，他的运气说，仍不很灵。

河间学说的真谛是在"六气皆从火化"说指导下，推演六气六淫致病后皆可表现为火象，而且常见。其认识过程，应不是先从《素问》中悟出这个道理，而后证诸临床。恰应相反，是在临床实践中体会到疫病表现为热象（火象）者甚多，不能用六气正化（即寒因寒象、热因热象——病象与病因属性一致）来解释。加之六气中有君火、相火，火居其二，于是提出六气皆从火化的假说，最后连情志病也多可现火象，则火热论完成。至于必借病机十九条说话，则是刘氏每立论必先引《素问》的规矩，也是出于维护运气学说初衷。

可见，运气学说至刘河间为之一变，由公式化的推运测病，变为探求六气致病的表现及其机理。这不仅给自《内经》以来实际上不把六气致病看作机会均等以理论说明，而且阐发了临床上无论外感内伤多现热象的原因。至朱丹溪倡"相火论"，运气学说为之再变。朱氏的"相火"乃指"肝肾之阴""相火之为病（之）出于脏腑"（《格致余论·相火论》）他不以"日用之火言相火"，吸取了易水学派重视脏腑元气的理论。

自然，六气皆从火化也有局限性。如："风本生于热，以热为本，凡言风者，热也，热则风动。"（《素问病机气宜保命集·中风论》）"湿病本不自生，因于火热怫郁，水液不能宣通，即停滞面生承湿也。"（《宣明论方·水湿门》）"金燥虽属秋阴，而其性异于寒湿，反同风热火也。"（《宣明论方·燥》）这些说法，失之绝对，推论牵强，不仅不与实际全符，且与《原病式·六气为病》之说多有矛盾。

2. 火热论指导下的热病学

《宣明论方》是最足代表刘完素的临床治疗学说。其卷四，热门，尤集中。刘氏言热病全引《素问》为据，治法第一方为神芎丸，药有大黄、黄芩、牵牛、滑石。此方"治一切热证，常服保养，除痰饮，消酒食，清头目，利咽膈，能令遍身结滞宣通，气利而愈。"服用时逐渐增量，以利为度，常服此药，不伤和气。禁忌证只有滑泄，重寒脉迟，妇人下血不止及孕妇。笔者以为，此方不足取法。然而，刘氏治热病 15 方，以此方为基础或方义颇接近者（含大黄、牵牛、甘遂、大戟等至少两种）竟有七方。如软金丸"治一切热疾，常服润肌肤、耐老，诸热证皆可服"，药用大黄、牵牛、皂角、朴硝。显然，此方不宜人人常服。大约刘氏之法，不出苦、寒、泻下。后人唯从正得其传。然而，即使治热病，其法亦失之太偏。

防风通圣散为刘氏（治风病）最得意之方，适应证近百种（外感证居多），笔者专业临床时仍有成药，常用于热实感冒，未见捷效，组方过杂故也。刘氏治风诸方，常用瓜蒂、皂角、南星等，为张从正扩充吐法及嗜鼻打下基础。

完素治身热肠澼下痢赤白，首选益元散（即六一散）谓为"凡人之仙药"，一反其重寒凉攻下大法，未见其可。此方加减全不用苦寒、理气之品，尤为失算。又云青龙散（含麻黄、苍术）加"滑石与苍术最为发汗之妙药"亦不知妙在何处。总之，刘氏治痢法度混乱。张从正治下痢脓血首选调胃承气汤，下后服五苓散或益元散，今日亦不多用。《丹溪心法》治痢则颇采仲景及唐宋诸家之长，立论制法均较周到。

《宣明论方》疟症诸方均以信砒、雄黄为主，前人大法，一概不取，应非病家之福。张从正治疟重用大柴胡、白虎汤等，最终不解方用常山散催吐，仍属霸道之法，然已非完素所能。丹溪治疟则一归仲景及唐宋诸家成说，文繁不具，请查《丹溪心法》。

3. 河间学派与《伤寒论》

刘完素口头上尊崇仲景，说："仲景者，亚圣也。……今人所习皆近代方论而已，但究其末而不究其本。……唯朱奉议多得其意。"（《原病式·序》）张从正更说："千载之下，得仲景之旨者，完素一人而已。"（《儒门事亲》）其实，所谓刘完素得仲景之旨，仍指刘氏自己的火热论。刘氏不承认伤寒有阴寒之证。他说："人之伤于寒也，则为病热。古今通谓之伤寒病……六经传受，自浅至深，皆是热证，非有阴寒之病。"（《伤寒直格·序》）细查刘氏方书，确不论外感阴寒证。《宣明论方》卷二有"风成寒中证""风成寒热证""厥逆证"均本《素问》立论，与仲景之说无涉。《宣明论方·伤寒门》中"论风热温燥寒"再倡火化说。他认为六经即足六经，六经传变完全以《素问》为是，论治法仅汗下两途。其法绝少用温，仅一论四逆汤，为表热里寒而设，大失仲景原意。仲景六经辨证条文无一全引者，六经病状一概不取。刘氏之偏，于伤寒阴证尤甚。其书且不论霍乱，莫非其时果无吐利阴证。倘非如此，则不知河间何以成一代宗师。

张从正论伤寒粗略过于完素。《儒门事亲》全书论伤寒不过千字，治法只有解利，方用通圣散、益元散、葱醋酸辣汤、双解丸（巴豆、天麻、胭脂）、不卧散（川芎，石膏、藜芦、甘草、）、川芎汤（川芎、藁本、苍术）及双手扣风府导引等法。然戴人治伤寒之法不全在解利伤寒中，其书另成体系，不可完全以《伤寒杂病论》比较其得失。张从正老于临证而不善著述，《儒门事亲》乃他人据其口述加工而成，在古代方书中自居一格。前三卷医论均有灼见。卷四五之百证，卷六至九之十形三疗，卷十二之三法六门均为骨干内容，治法颇丰富。卷十谈运气是河间派本色。

然河间嫡传弟子均着力于伤寒，如马宗素著《伤寒医鉴》，镏洪著《伤寒心要》均谨遵家法，不言伤寒有阴寒证。至朱丹溪出，论伤寒仍甚粗略，而颇推崇李杲，以为内伤多于外感，外感杂病又多于伤寒，东南之人患伤寒不可遵仲景法等。总之《伤寒论》在河间学派手中只能为门户需要服务。

（二）易水学派的热病学说

1. 运气不齐与古方今病不相能

《金史》张元素传称张氏主张："运气不齐，古今异轨，古方新病，不相能也。"这样明目张胆地批运气、批古方，张元素是第一家。刘完素批评他约亦主要指此。然今所见洁古著作中均无类似言论，此实为医学史上一大悬案。

李时珍认为洁古所著书为《珍珠囊》《活法机要》（又名《素问病机气宜保命集》），"其他诸书多是后人依托，故驳杂不伦。"（《本草纲目·序例》）其实，《活法机要》确应系刘河间著，并非有人"伪撰序文词调于卷首。"今有人点校之《医学启源》谓为洁古原作（《金史》张元素传中有此书名），考其内容粗陋驳杂殊甚，下文将说明此书非洁古之作。又有所谓《洁古注叔和脉诀》十卷，尤不类张氏所为。浅见以为，张元素著书不尚援引《内经》，与刘完素必依傍《素问》方能说话大不相同。然而，易水学派至李东垣为之一变——开始据《素问》经文发挥已见，唯不倡运气说。古代治学，遵经者是主流。洁古直言批驳运气之处，其后学亦不欲张扬，况如张景岳等特崇《内经》，深研运气，故易水之学至明代已面目全非。洁古驳斥运气之说，逐湮没无闻。时至今日，公认之洁古著作只有《珍珠囊》，公认洁古学说称脏腑辨证论。然而，张元素若只主此论不反运气，应不必受刘完素指责而争鸣不已。

李时珍称颂张洁古说。"大扬医理，灵素之下，一人而已"。其地位竟超过张仲景。《金史》载其治愈刘完素之伤寒，过程甚详，应非传闻。看来，洁吉亦精于外感。

张氏立论不主运气，又不照采古方，其用力着重于脏腑与药物之关系，《珍珠囊》奥义在于此。其说源于《素问》，承自《中脏经》《千金要方》及《小儿药证直诀》而大为扩充，秩序井然。《珍珠囊》遣药以脏腑为纲，每脏腑有本病、标病。本病分虚实及六气所伤（非每脏均伤六气），标病则只分寒热及六气所伤而不分虚实。执其说，则内伤、外感均有活法。大约古人成说包容大半，实为极简明且细密之体系。用药止乎百品，组方可至无穷。即仲景要方，亦大致可从中理出。如胃腑标病有发热蒸蒸、发狂谵语，大肠本病有大便秘结，此为阳明胃家实之主证。胃腑湿热，大肠实热，泻用大黄、芒硝；大肠气结，理气用枳壳、木香等。如此组方颇同承气法。胆腑本病为口苦、呕苦汁、目昏不眠，标病有寒热往来，胸胁痛、头额痛、耳痛鸣聋，此在伤寒为少阳主证。用药有本热降火，首选黄芩；标热和解，药用柴胡、黄芩、芍药、半夏、甘草。如此组方，颇同柴胡法。肾脏本病有诸寒厥逆、标病有发热不恶热。用药有本寒温里，用附子、干姜、官桂、蜀椒、白术；标寒解表，用麻黄、细辛、独活、桂枝。如此组方，则与仲景少阴病之麻黄附子诸方及四逆、白通诸方略同。

当然，《珍珠囊》不可完全代替《伤寒论》，其肾病本热病攻之，即直云"伤寒少阴证口燥咽干大承气汤"，这是少阴急下之一，不可以常规测。《珍珠囊》言标病，本病均不提脉象，临证时辨寒热虚实，仍需医家体会。所谓"古方新病不相能"，亦非全废古人制方之义。

2. 建立于内伤基础上的热病学

易水学派至李东垣仍坚决排斥运气说。李氏《内外伤辨》举金哀宗壬辰年（公元 1232 年），京师（大梁、今开封）病死近百万人。此前贞佑、兴定间（公元 1213 － 1221 年）亦死亡流行甚众。李氏均不以运气说解释，甚且不以风寒外伤解释，而责以胃气亏乏，其说固失之偏颇，却属易水派本色。

李杲认为："外伤寒邪之证，与饮食失节，劳役形质之病，及内伤饮食，俱有寒热。""外感寒邪，发热恶寒，寒热并作……其恶寒也，虽重衣下幕，逼近烈火，终不能御其寒，一时一日，增加愈甚，必待传入里作下证乃罢。其寒热齐作，无有间断也。""其内伤饮食不节，或劳役所伤，亦头痛、项痛、腰痛，与太阳表证微有相似，余皆不同。"（《内外伤辨·辨寒热》）又云："外感八风之邪，乃有余证也；内伤饮食不节，劳役所伤，皆不足之病也。其内伤亦恶风自汗，若在温暖无风处，则不恶矣，与外伤鼻流清涕，头痛自汗颇相似，细分之特异耳。"（《内外伤辨·辨外感八风之邪》）据以上引文，则李氏所说的内外伤热病，乃实人外感热病与虚人外感热病。他着重辨析的乃是后者。先有内伤（饮食、劳役、房室）而后感邪发热者，治法应与无内伤者不同。东垣认为，无内伤的热病不多。内伤热病在表属表虚，主补中益气汤及朱砂安神丸。胃气久虚中热（虚人中暑）不可用白虎汤，主清暑益气汤；脾虚伤暑湿，用参术调中汤；血虚发热，证像白虎，用当归补血汤等等。《脾胃论》与《内外伤辨》议论很接近，不再举。总之，李氏极少用汗吐下三法，尤不轻用汗下两法。此与张从正放手用汗吐下正相反。盖李氏以为热病多先有内伤，主扶正祛邪，祛邪时兼顾正气，其法以补气升阳，甘温除热为主。张氏以为，病非人身固有，邪去病自解，着重攻邪。其法略曰：发表不远热，攻里不远寒。至此，河间、易水之争稍变。两家各有长短，倘全面衡量得失，则李氏立论较为周到。今日医家遵李氏说者不乏人，敢步戴人后尘者甚少。

3. 易水学派与《伤寒论》

近人点校之《医学启源》有解利伤风、解利伤寒、解利外感、论伤寒阴厥证、阳厥证等，似乎可代表张元素研究外感热病的学说。但同书中又有"六气方治"篇，甚可疑是否易水派书。再看其中治风首选防风通圣散，却是刘河间最得意之方，此书岂可能出自洁古之手！又有所谓神仙换骨丹，亦出于《宣明论方》，故《医学启源》并非洁古所作。前已述及，此书粗陋驳杂殊甚，应系明代末流医家任意采撷金元方书杂集而成，不能据以考查洁古学派与《伤寒论》的关系。然而，易水学派相当尊重《伤寒论》，自洁古开始对《伤寒论》研习即较精，从《珍珠囊》中亦可看出。

李杲之书仍无正面研究《伤寒论》者。至东垣弟子王好古作《此事难知》《阴证略例》，易水学派研讨《伤寒论》达到高峰，此后，直至明中叶，无人超过。

《此事难知》探讨《伤寒论》理法方药面颇广。为简明计，总结其成就为以下七点。

①解冬伤于寒，乃冬行秋令，当寒而温，冬不藏精者受此温邪，至春发为温病，至夏发为热病，此说前无古人，却是内伤论的特色。

②创大羌活汤治两感伤寒，破除《内经》两感伤寒必死的旧说。

③改进伤寒言足经不言手经的说法，提出伤寒传手经则愈的假说。

④提出伤寒循经传、越经传的规律及机理。

⑤总结六经病各主方脉证纲领。

⑥用张元素九味羌活汤破有汗不得服麻黄，无汗不得服桂枝的禁忌。

⑦对烦躁、谵妄、郑声、发斑、战汗、腹痛等证的病机及治则发明较多。

王好古作《此事难知》时，大约未见许叔微的著作，故其书不如许氏见解精到。王氏《阴证略例》中已引许学士之说，故该书搜集、发明均多。《阴证略例》在河间、易水之争中有重要意义，也是伤寒学重要著作。

自刘完素开始，河间学派即不承认伤寒热病有阴证。王氏之书博引宋金医家论述，研究阴证独到之处甚多，无疑是对河间派的挑战。其书不引河间派一语，虽未公开挑战，仍可看出双方相持不下。

王好古在世时可以看到宋朝著名医家的著作，比他晚生六十年的朱丹溪却很难找到河间、易水两派先贤的书籍。由此可知，宋与金、元对峙时，南方采取了文化封锁政策，金元统治者则比较开放。那时，常有成批的宋朝高级知识分子（进士们）偷渡到北方，宋朝廷为此很恼火，医书传入北方，大约亦通过类似途径。

由《阴证略例·洁古老人内伤三阴例》可知，张元素所说内伤三阴，均系宜消导吐下证，其说本《内经》。因非外感，与仲景三阴证不同。元素治霍乱，则大抵遵仲景法而有发明。其说为"足阳明总摄六经"，治疗以温中为主，随证加六经要药。

王氏采仲景三阴病未将条文全部引出，方亦不全。其所引者，大体均属真正阴证需温中、救逆、回阳、通脉者。他不以少阴急下证为阴证，对热深厥深之阳厥及无热厥逆之阴厥分辨较清，说明研究阴证功夫颇深。书中有"海藏老人阴证总论"一篇，查其内容全属阳证，又文理错乱，应系易水后学或他人混入。《阴证略例》书末有治验案，粗读之，疑信参半。用热药至昼夜四服，姜附用至二十两，后世主温补者，约从中受益。

　　王氏治阳狂之案，以大承气反复下之而愈，其法自云得自洁古，实与张从正殊途同归。河间、易水固有门户之争。然病之大实大虚，大寒大热，则两家必不能各持一端。王氏治阳狂案，与戴人治狂案（见《儒的事亲·卷六》）大法略同，即属此例。后世学者或责两家之偏，或慕一家之学，若非真能入其堂奥，终不免画虎不成，东施效颦。

第六章 从吴又可到吴鞠通
——温病学史比较研究

王清任高度评价吴又可的开创精神，以为自古以来，医学家能不引古经一语，自建所信著书立说者，只有张仲景和吴又可二人。考其实际，《温疫论》固不曾空绝依傍，全无旧说痕迹，然吴氏论热病实可比踪仲圣，洵非虚誉。温病能独立于伤寒，成中医热病学一大支派，至《温疫论》出方成定局。惜乎至其末流，竟大背吴氏之用心，极力向古经靠近，形成至今为温病学家遵循的《温病条辨》体系。这种退化实在令人骇异。读者或以拙见危言耸听。本节先从吴又可讲起。

一、吴又可在热病理论上的突破

（一）破六淫病因论创戾气说

1. 戾气致病远多于六淫

刘河间提出六气皆从火化，这对解释外感多以发热症状为主是一种较进步的学说。然而他拘泥运气学说，甚且排斥前人提出的瘴气、疠气说，又使热病病因说僵化。吴又可并不完全否认六气六淫致病性，但他认为六淫致病少而且轻。"伤寒感冒，均系风寒，不无轻重之殊。究竟感冒居多，伤寒希有。"而戾气致病多而且重，"温疫多于伤寒百倍"。吴氏所指之伤寒为大体上遵六经传经规律的热病，即"既能传经、即为伤寒"。他注意到了流行性感冒与普通感冒的区别，对自觉受风寒后即患之感冒不归入瘟疫；但他更重视的是流行性感冒，提出了温疫说，即"疫气不行之年，微疫亦有、众人皆以感冒为名，实不知其为疫也。"疫气流行之年，感冒应属温疫（即西医说的流感或大流感）自不待言。

2. 破"正气存内，邪不可干"之说

吴氏说："此气之来，无论老少强弱，触之即病。"这样方可解释为什么有些病（如麻疹）几乎人人必得。当然他也不完全排除体质因素，提出"正气稍衰者，触之即病"，这样又可解释即使大疫流行也有人不病。

3. 破邪气由表入里，循经相传之说。

《温疫论》认为："邪气从口鼻而入，则其所客，内不在脏腑，外不在经络"。这是叶天士"温邪上受"说的张本。后世温病学家在重大理论上只有这一点未背离吴又可的思想。吴氏"邪伏膜原"的假说不很圆满，但在那个时代能断言疫病经呼吸道、消化道传染者最多，实为天才之发现。

4. 破"冬伤于寒，春必病温"的伏邪说

温病伏邪说始自《内经》，倡自王叔和"伤寒例"。吴氏对此做了彻底批判。其说淋漓尽致。读拙文不如读原作，请看《温疫论·伤寒例正误》。吴氏亦用"伏邪"术语，但不是与"新感"相对。

5. 破"时行"说

时行或天行说亦始自王叔和，在《诸病源候论》和《外台秘要》中特受重视，搞得"时行"病与伤寒并列。其理论则甚单薄，以为非其时而有其气（不出六气）即致"时行"，这种理论仅能在某种程度上解释疫病流行的季节特点。吴氏指出："寒暑损益，安可以为拘，此天地四时之常事，未必为疫。""四时之气，虽损益于其间，及其所感之病，终不离其本源。"。这是说非时之气不一定能伤人，即使致病，仍不出感冒、伤寒、中暑等。他认为，夏凉、冬温使众人患病之说自相矛盾，荒唐不经。四时交错之气不能引起疫病，欲解释疫病非破此说不可，故断然提出："戾气者、非寒、非暑、非暖、非凉，亦非四时交错之气，乃天地别有一种戾气，多见于兵荒之岁，间岁亦有之，但不甚耳。"

6. 戾气不属于六气，亦非瘴气

瘴疠之说汉末即有，后特指岭南特有的病因。吴氏戾气说或受此启发，而有本质的进步。他说："温疫之为病，非风，非寒、非暑、非湿，乃天地间别有一种异气所感。""四时之气，往来可觉，至于山岚瘴气，岭南毒雾，成得地之浊气，犹或可察，而唯天地之杂气，种种不一。"

7. 戾气种种，致病有特异性

既往的六淫说、疠气说均不足以解释热病临床表现的多样性和特异性。吴氏认为："天地之杂气、种种不一"，"有是气则有是病"，"众人有触之者，各随其气而为诸病焉。"他举的病种有发颐（腮脉炎?）、虾蟆瘟（颌下腺炎?）、疟、痢、痘疮（天花）、疮疥疔肿（皮肤及皮下组织感染）、目赤痛（流行性红眼病）、瓜瓢温（肺鼠疫?）、疙瘩瘟（腺鼠疫?）、斑疹（麻疹及其他发斑疹的热病）等。他说："为病种种是知气之不一也。盖当其时，适有某气入某脏腑经络，专发为某病，故众人之病相同，非关脏腑经络或为之证也。"热病的特殊临床表现，主要决定于病因（戾气）的特异性，这种理论，此前从未有人提到过，六淫说的病因只有六种，太少了。

8. 人畜对戾气易感性不同，反证戾气非一

吴氏指出：人有疫病，动物也有疫病。然牛病而羊不病，鸡病而鸭不病，人病而禽兽不病，究其所伤不同，因其气各异也。这些现象本来是很多人的常识，为什么只有吴氏能进行理性分析，很值得深思。他对习惯上把大麻风、鹤膝风、痛风、历节风、老人中风、肠风、疠风等都看作伤风的尖锐批判，尤足发人猛醒。

9. 戾气不同，致病力或毒性强弱亦不同

《温疫论》指出："疫气者亦杂气中之一，但有甚于他气，故为病颇重，因名之疠气，虽有多寡不同，然无岁不有。至于瓜瓢瘟、疙瘩瘟，缓者朝发夕死，急者顷刻而亡，此又诸疫之最重者，幸而几百年来罕有之，不可以常疫并论也。"他说的瓜瓢瘟、疙瘩瘟确实很像鼠疫，看作最重的疫病，与现代认识不谋而合。

10. 戾气致病有明显的传染性

唐之前即有传染说。《内经》称"五疫之至"，"皆相染易"即是。但那时猜测的传染似因患者代谢产物所致。对传尸的认识既属此例。传染现象很早便为一般人熟视，最能传染者"即童辈皆知其为疫"。但吴氏之前的大医学家均未冲破六淫说给以更好的理论说明。吴氏指出，疫病有大流行，也有散发，疫病愈重，传染性愈强，实为超越时代的大发现。

11. 受邪至发病可有短时潜伏期

吴氏的潜伏期说，不全与今传染病理论相同。他认为："感之深者，中而即发，感之浅者，邪不胜正，未能顿发。"这种假说与"冬伤于寒，春必病温"根本不同。前已述及，吴氏极反对伏邪说，他说的不能顿发，不过是稍缓时日而已。其说接近现代潜伏概念。

12. 某些戾气有地域性

吴氏认为戾气"虽曰天地之气，实由方土之气也。……譬如所言天地

生万物，然亦由方土之产也。"这样便可解释某些疫病常见于特定地域，其他地域少见或不见。

13. 感叹不能彻底认识戾气，因而无特效疗法

吴又可时代"气无形可求，无象可见，况复无声无臭，何能得睹得闻?""无形杂气之为病，莫知何物之能判矣……能知以物制气，一病只有一药之到病已，不烦君臣佐使品味加减之劳矣。"可知，他不认为汗吐下三法为主的复方治疗是最好的方法。其理想是认识戾气的本质，发现特效药，一病只用一药。

学界对戾气说已研究颇多，评价亦高。唯多言立，少言破，是以笔者不惮繁复梳拢一遍。总之，《温疫论》完全打破了自《内经》以来的热病病因说，戾气说之完善又几乎具备了微生物病因说的全部要点（只差免疫思想），实为空前的天才创见。戾气说和微生物病因说之间只差实验证实小小一步，惜乎后人终未能完成。

需略加说明的是本文未详细区分吴氏所说的疫气、戾气、异气、杂气、疠气等术语的含义。今人多称吴氏之病因说为"戾气说"，其实杂气的概念更大一些，它与异气相同，而包括戾气。戾气、疫气与疠气在《温疫论》中同义，是杂气中较甚者。自然，并无必要非把戾气说改为杂气说。

如果要问为什么吴氏有此创见。除创新精神和天才思维能力外，主要是他尊重事实，勇于实践。他是极难得的学验胆识俱丰的医家，不总向书本讨生活，不空在字句上下功夫。他"临证悉见温疫，求其真伤寒百无一二"，便毅然打破伤寒病因说，他见医家用伤寒辨证施治大多失败，便毅然另创理法治则。

还应指出，吴又可批判的主要对象是热衷运气说的刘完素。后人讲温病史多溯源至刘氏，实有误会。以下简析吴氏辨证论治的创见。

（二）破六经体系，立三越九传纲领

吴氏以为："若能传经，即是伤寒，而非温病。"无论《内经》的六日传经说，还是《伤寒论》的传经、直中说，均不适于辨温疫。不过，吴氏亦非完全不用三阴三阳术语。他认为，温疫初起，邪在半表半里（非伤寒家所谓少阳证），先憎寒而后发热，随之但热不憎寒。此期短则二三日，长可达十余天，仍属邪在膜原。邪出膜原可有三越。"大概越太阳居多，阳明次之，少阳又次之，"是为三越。至于九传，"原病篇"末有概述，

"统论疫有九传治法"则辨证施治兼论之，请读者自阅。其要点是；"不出乎表里之间""病人各得其一，非谓一病而有九传"。

看来吴氏辨证重阳不重阴，故有"论阴证世间罕有"专篇，又有"论阳证似阴"专篇。

这种辨证是否符合实际？笔者认为，《温疫论》不载霍乱、中暑，论证少及吐利，确应极少见阴证。即有厥逆、脉厥，均属热深厥深，继续加重便属死证，亦非阴证。举西医诊断比较，感染中毒休克，可现厥逆无脉，病理实质仍系热深厥深。华弗氏综合征，似可现阴证，然多迅即死亡，极少可救，若按阴证用药多将加速死亡。不过这是中西结合临床上仍待研究的课题，浅见仅供参考。

吴氏在"辨明伤寒时疫"篇中给了一个更简明的区别伤寒、温疫异同的纲领，其中最要者为："伤寒时疫皆能传胃，至此同归于一"，"要知伤寒时疫，始异而终同也。"

（三）治则上的创新

1. 初起不用辛温，亦不用双解，用达原饮逐邪，不求正面汗解。

2. 急证急攻，不拘日数，数日之法，一日行之。伤寒不如此急治，主下不厌迟。

3. 表里分传，有表有里，先攻其里。伤寒必待表证罢，方议攻里。

4. 下后不解，多宜再下，下法不拘结粪。伤寒亦有无结粪而用下法者，但无一下再下，以至数下之法。

5. 视战汗为佳兆（战而不汗，厥不回者危）凡战不可扰动。伤寒少讲战汗。

6. 见斑不可更大下，斑毒内陷，宜举斑，伤寒不重举斑。

7. 与证不符之脉厥，即为热深，宜下。此法略同伤寒。

8. 脉厥体亦厥，为危证，难治，多死。

以上治则较伤寒法大有创新。然后学未必能临症不惑。如屡下恐伤津，战汗可再不可三（西医亦承认有战汗后霍然顿愈之证，然近年少见）。"数日之法，一日用之"尤需卓识。治温病之秘诀在保津液。为患者计，今可中西并用，多无伤津之虞。热深之脉厥，中西合参诊断更确。至脉厥、体厥，单用中法，极少希望，中西结合，常可成功。今日单用中药治此类危重证者已极少见。

二、叶天士与吴又可学术思想异同

叶天氏著作今常见者有《温热论》和《三时伏气外感篇》两种。此二书学术思想区别较大，今人多云均系他人据叶氏口授整理，问世时或未及叶氏亲阅，难免执笔者杂入已见。笔者以为，《温热论》朴实，应切近叶氏原意。《三时伏气外感篇》粗有系统，未免失真。本节不予考证真伪，但与《温疫论》比较。

（一）温邪与戾气

叶氏两书之温邪无戾气之实。他对吴氏的继承唯"温邪上受""因口鼻受气"。此邪、气二字仅有戾气说的痕迹。究其实指，《温热论》虽未依次言风、湿、暑、燥却实指此意。《三时伏邪外感篇》竟直分温病为：春温（伏寒所致）、风温、暑病、秋燥。基本上返回六淫学说。

分析病机方面，叶天士有所发挥，以为"若因口鼻受气，未必恰在足太阳经矣。大凡吸入之邪，首先犯肺，发热咳喘。口鼻均入之邪，先上继中，咳喘必兼呕逆，膜胀，虽因外邪，亦是表中之里。"故"温邪上受，首先犯肺，逆传心包"。此说与戾气先伏膜原不同。于多数温病初起辨证更实用。以西医热病学验之，呼吸道、消化道传染病最多，就中呼吸病尤多。叶氏"首先犯肺"说，当如此理解，此系从大量临床观察而来。叶、吴二人均未能恰当解释，邪自口入，何以必"伏膜原"或"先上继中"、而均有表证。浅见以为，吴又可所论，多为消化道传染病，如西医所说之伤寒、乙脑、肝炎，及胃肠型感冒重证等，是以全书几不见咳、喘，而于热盛、腹满、结粪、滞下、发斑、发黄等再三致意。其治则贵乎早用通下。叶氏所论，重在呼吸病，如流感、肺炎、流脑等，治则不急用通下。

（二）伏邪与新感

吴又可无外邪引动伏热之说。叶氏之春温大体本《内经》"冬伤于寒，春必病温"说，但承认伏热之发或受新邪引动。则以吴说迁就《内经》，盖当时伏邪说甚受重视之故。

（三）三越九传与卫气营血

吴又可之三越九传，初起之后无一定次序，有变幻莫测之感。叶天士谓"卫之后方言气，营之后方言血"，有一般可遵循之规律，且继承了伤寒家辨卫气营血的成就，比较易于掌握。其所谓"逆传心包"亦便于解释温热初起即可有神昏而多不见阳明证。叶氏谓"伤寒多有变证，温热虽久，在一经不移"，此说大得吴氏心法。

后期之伤寒家已重辨舌。吴又可"但见舌黄、心腹痞满，便于达原饮加大黄下之。"一见苔黑生刺，更力主通下，故极重舌象。唯其重苔不重质，是为不足，叶氏于辨舌仔细分擘，得吴氏真传而大大发挥。其余如辨斑疹、白苔、辨齿等，亦多发吴氏未尽之意。

（四）吴叶治则比较

1. 吴氏无辛凉解表法，初起无汗法。叶氏治邪在肺卫，首重辛凉解表。

2. 吴氏之汗法用于下后内结开而热不解者，方主白虎汤。叶氏于表解而流连气分者，首重益胃，极少用白虎汤。

3. 吴氏论治始终不言祛湿，叶氏始终顾忌湿与温合，此系叶氏不轻用白虎之真谛。然叶氏谓"伤寒大便溏为邪已尽，不可再下，湿温病大便溏为邪未尽，必大便硬，慎不可再攻也，以粪燥为无湿矣。"此系叶氏对温疫何以可屡下之阐发，有补于吴又可。

4. 吴、叶均重战汗，冀战汗病解，不可轻扰。但吴氏之战汗在下之后，叶氏冀战汗在下之前。

5. 吴、叶皆以斑渐出为邪从外解，忌更大下。然吴氏无透斑之法，叶氏透斑以清营、泄热、解毒为要，是治则上的重要发展。

6. 吴氏主攻下，但不主苦寒，尤恶人用黄连。证以古今人均有单用大剂量黄连治愈伤寒（1949 年后有大宗临床报告），吴氏说未必尽是。叶氏于热入营分后每用黄连。

7. 吴氏有善后治法，叶氏未论。其余杂治法不再对举。

由以上四方面对比可知，病因学方面，叶天士明显倒退，辨证施治方面，则较吴又可系统周到。此单就传统理论而言，倘追向何以叶氏所举病种反少，且不求特效药，则知吴又可之后的温病学又回到了伤寒圈子。又须知，吴又可虽大倡戾气说，其书上卷仍为时疫（非发颐、目赤、疔疮之类）而设，为示人以大法。下卷兼及疟、痢等，终非温病全书，后人责其立法过简，遂并其创论亦抛弃，是为历史之悲剧。吴、叶二氏均老于临证，叶氏之聪慧亦非等闲之辈可比，然终不可比肩吴又可。盖其于细处用功多，大处用心少。其不言受惠于吴氏，约有不便言处。然从不照引经文为据，终不似后世末流专事补苴如吾辈者。

三、《温病条辨》的功过

笔者欲以八个字评价《温病条辨》曰"融贯古今，网罗紧密"。然则，如此评价只宜有功不当有过，其实非然。融贯古今之原则应实事求是，厚今薄古，不当以古简今，凿空臆说、勉强牵合。故吴氏之功为博采古经以释温病，其过为遵经太过，臆说太多。网罗紧密，言其采后世方论入三焦体系，然体系过严，未为不适于我者留余地。试分析如次。

（一）运用《内经》理论最多的热病体系

1. 三焦说　三焦说在《内经》中不甚重要，吴塘用以建立辨证框架，以此网罗众说，有以简驭繁之长，可谓创举。自吴又可的三越九传，至叶天士的卫气营血，再至吴塘的上中下三焦，辨证大纲趋于简明。

2. 经络说　仲景之六经无经络之实，吴又可多说经络，并未以其作为第二级辨证理论。叶天士"首先犯肺，逆传心包"之说重在脏腑。吴塘则不然，其上焦病几与手太阴同义，见神昏谵语即指为"有必传手厥阴"之理，温毒又以少阳、少阴为说；肝风内动，属足厥阴；"至中焦，阳明病也"；至下焦，脉多虚，虽多因热久伤津，实与少阴伤寒说差近，唯治法主用复脉。

3. 脏腑说　吴塘谓"温病无三阳经证，却有阳明腑证，三阴脏症。"是以太阴指肺与脾，阳明即胃，厥阴指心包与肝，少阴为心肾（以肾立论为主），其三焦不特指一脏，已述及。

4. 气血说　吴塘本不欲取卫气营血之说，然论秋燥时终不可废。"活血论"中则气帅血母之说亦采用。

5. 阴阳和五行说　随处可见，不举。

6. 运气说见下文。

（二）遵经太过之弊

吴氏曾批评他人"遵经太过，死与句下"，但他更主张尊经，以为"必不可不道经，不遵经则学无根抵、或流于异端。"故温病学至吴塘风格大变，开篇引经为据，弥缝掩饰，驳斥创见。其书辨则辨矣，却全失吴又可之精神。遵经太过之弊约有以下三端。

1. 据运气说立论　开篇即引《六元正纪大论》，云伏暑以子、午、丑、未之年为独多，全凭司天为说，宋代陋习未祛。考其自序云，"癸丑岁、都下温疫大行"，未知能否据推运得出。又预测"来岁己未湿土正化，二气中温厉大行"亦未知果验否，若不验，何必崇运气。

2. 曲护旧说　吴氏论病温，《内经》"冬伤于寒、春必病温"，"藏于精者，春不病温"，"先夏至日为病温，后夏至日为病暑"三说并引。通解三说，为伏邪张目，字面上可通，而无法证诸实际。又据运气说为新感制法，则温病即是时行——温疫，然而已非吴又可所指之温疫，吴塘以吴又可批判"冬伤于寒，春必病温"为固执己见，不知非如此不能有戾气说。吴塘曲护《内经》，遂使其书未为戾气说留余地。吴氏又将《内经》五脏热病经文全部引出，为其三焦辨证服务。然《内经》热病，皆伤寒之类，引经乃任择所需，其注释尤牵强。

3. 死守运气 吴瑭特重秋燥，然《内经》不言燥为何病。吴氏不知《内经》病因说发展过程，竟指《内经》于此有脱简，而力辟方中行"无病无燥火"之论，显系吴氏死守运气。

（三）网罗过多，反致矛盾

《难经》有湿温、温病之分，至吴又可以温疫概称，再分特殊病名，不以时令为据，是明显进步。吴氏谓温病有九，网罗了前人众说（改春温为温热），总以时令为纲。然则风温，温热究竟如何区别，临床上除时令外无可依据。若初春为风温，春末为温热，仲春当为何病？此种区别于治疗无补，况何以区别新感、伏邪？秋燥、冬温之名尤无必要。

（四）三焦体系过严

"凡病温者，始于上焦，在手太阴"。此说绝对，今人已不全赞同。九种温病，均必有三焦经过，亦属机械。为便于后学，应指出何者多在上焦即解，何者或至中焦、下焦。

唯其过严，适不足将温病全部纳入，勉强纳入，欲严适乱。如温疟硬分为三截，未见其可。疟在上焦又有温疟、肺疟、心疟之分，则手太阴不足统帅。太阴脾疟，确有其证，但不必从上焦传来。疟母归入下焦，实属牵强。

（五）凿空臆说

吴塘有"外感总数论"一篇，以象数之说推论至于荒谬。抄如下：

"天以六气生万物，其错综变化无形之妙用愚者未易窥测，而人之受病，即从此来。近人知六气太过为六淫之邪，《内经》亦未穷极其变。夫六气伤人，岂界限清楚，毫无兼之也哉！以六乘六，盖三十六病也。夫天地大道之数，无不始于一，而成于三。如一三为三，三三如九，九九八十一，而黄钟始备。六气为病，必再以三十六乘三十六，得一千二百九十六条，而外感之数始穷。此中犹不兼内伤，若兼内伤，则靡可纪极矣。呜呼！近人凡见外感，主一柴葛解肌汤，岂不谬哉！"

此说必不为今日学者认可。其余臆说尚多，如"温病起手太阴论"即玄妙殊甚。其实"温邪上受，首先犯肺"，气由口鼻通乎肺，肺主皮毛，原系《内经》成说，既自口鼻受邪自然多自手太阴（肺）起病，而可有表证。如此解释何等贴切明白。吴氏必欲辨析伤寒起太阳，温病起太阴之名实，不得不做文字游戏。自择所需，取《阴阳别论》之说多方曲饰，纵观全书，不免自相矛盾。

（六）治则方面主要发明

1. 风温、温热、温疫、冬温初起，用银翘散、桑菊饮，两方均为解热，非为得汗解表。学者谓其从叶天士医案悟得，仍属不易。银翘散为吴氏最得意之方。近数十年，每加减成丸药，用治感冒，已失吴氏原意，效不佳。笔者不知两百年前疗效如何。然其书大行后，热病初起，慎于伤寒、温病之辨，医家多不轻投辛温，是其功。

2. 下后阴虚，有一甲、二甲、三甲复脉法。三法由加减复脉汤而来，实可溯源至仲景炙甘草汤。温病复脉与伤寒少阴、厥阴之通脉法大异，此中实有卓见。然当代治温者往往不及用此法。

3. 清营法颇受时下推崇，然显系照遵叶天士旧论。或谓吴氏未及见《温热论》，仅由医案悟出，总不如上述两法特有心得。

4. 博采前人成方巧为变通。吴氏以桂枝汤揭诸方首，非为治伤寒中风。其余照录仲景方者有四承气、三白虎、茵陈、五苓、陷胸、泻心、柴胡、抵挡、桃花、建中、小青龙、麻杏石甘，泻肺、乌梅、白头翁等。稍事加减者亦不下此数。就中变通最多者为白虎汤，且反复出现，适应证甚多。清营法亦应视为由白虎变通（加凉血药）而来。又多用局方安宫、柴雪、至宝等成药，至今医家仍多遵循。采自元明诸家者有普济消毒饮、补中益气汤、清暑益气汤等，均至今不废。但亦有无足轻重者，如清络饮、五汁饮、牛乳饮等；亦有不善继承者，如治疟必待下焦方用蜀漆，未见其可。

吴塘之方失之过繁处亦屡见，读者倘无经验，难得其要。其制方所谓"间不容发"者，多非危急关头。故神其方，以为加减一味，即妙不可言，不可深信。试观《温疫论》《温热论》立法不错，即不致贲事。大约吴塘之方法，论攻下不如吴又可，论苦寒清热不如余师愚、王孟英，论祛湿不如薛雪。倘遇危急大证需以上三法时，不可死守《温病条辨》。然当前已不单用中药治此大证。本节未论戴天章、余霖、薛雪、陈平伯、王士雄等人的学术思想，因现教材《中医各家学说》已自纯中医学术角度论述，读者尽可合参。本节重点讨论三人，或多言其长，或多述其短，亦约可知温病学发展之主流。

四、自西医看中医热病理论

（一）六淫说与戾气说

戾气说极接近微生物病因说，已如前述。六淫说是否一无可取呢？笔者并不绝对否定。如寒暑两极端，西医亦视为物理病因。西医中暑理论有助于阐发中医。中医始终未将纯高热环境所致中暑与暑天其他热病严格区别，是其短，因而影响治疗。高热中暑预防不成，第一治疗要着是使患者处低温（非寒冷之义）环境，中暑重证，舍此便无救。六气六淫，即四时气候之常与变。西医均视为感染性疾病的诱因。呼吸病多见于冬春，消化病多见于夏秋，是其常。气候失常，易使某些病流行，大致不错。风、湿二者可直接致病，西医亦承认，但非热病。夏秋多见之伤寒、乙脑等病程较长，中医认为多湿邪，亦可解。由推运得热病流行规律，虽不足为法，仍不失为古代解释热病流行有周期性的一种探索性学说。然而，骨干病因说始终停留在六淫水平上，终不能促使人们认识外感病因的多样化特殊本质。戾气说之所以是中医外感病因理论的重大飞跃，即在于它启发人们跳出气候变化认识各种特殊病因。

（二）新感与伏邪伏

邪随时令发病，纯由演绎推理而来，可伏一季或一年之说亦基本错误，常见热病潜伏期均较短。然而，古人见患者近期确未冒犯六淫而能患热病，以伏邪说解之，在当时是可取的。以西医极端言之，破伤风潜伏期可达一年，结核病可多年潜伏，疟病可伏数月或隔年。此应非伏邪本意。白血病、再障、胰癌，均可有典型温病表现，西医不视为感染，患者可能追述出数月前冒犯六淫历史，或与伏邪说有关。伏邪发病多重，亦可得到部分解释。其余西医所说（常见病）潜伏期见下表：

西医常见病潜伏期表

序号	疾病	潜伏期
1	流感	1－3 天
2	其他上感	1—10 天
3	麻疹	6—10 天
4	水痘	1—20 天

续表

序号	疾病	潜伏期
5	肝炎	15—180 天
6	脊髓灰质炎	3—35 天
7	乙脑	10—15 天
8	腮腺炎	15—20 天
9	出血热	8—39 天
10	伤寒	5—40 天
11	斑疹伤寒	3—35 天
12	副伤寒	3—10 天
13	猩红热	1—11 天
14	流脑	2—10 天
15	沙门氏菌属感染	2 小时—3 天
16	细菌性食物中毒	半小时—1 天
17	菌痢	1—2 天
18	布鲁氏菌病	5 天—9 个月
19	回归热	2—8 天
20	钩体病	4—19 天
21	黑热病	10 天—2 年
22	血吸虫病	20—62 天
23	丝虫病发热	4 月—1 年

　　上表所述病种已足够了。潜伏期长短自然和患者体质变化有关，过劳或冒犯六淫应能诱发提前发病，伏邪之说，当前约应如此理解。旧说的错误在于多主寒邪可伏，把潜伏期说的与时令相合。

　　（三）临床表现的共性、特性与治疗原则

　　西医视病侧重特异的临床表现，意在特异病因决定特异临床表现（广义的临床表现包括症状、体征及理化检查发现），对外源性疾病的认识尤其如此。中医视热病侧重非特异临床表现，其辨证原则基于各种病因与机体相互作用，多可呈现几组类似证候群。因而西医治热病，特重发现特效药，直捣病因。中医则特重调整机体反应状态以利驱邪，古代医家中只有吴又可、王清任的主张是例外。

　　几个世纪来，西医经日趋系统、严密的连续观察，在症状描述方面，无论特异临床表现、非特异临床表现均比中医详细精确。但其总倾向仍重视临床表现的特性。

现在的问题是，西医思想方法比较容易被当代人接受。先学过西医的人对中医描述症状的方式不易理解。加之近数十年来许多病种的自然病程被干扰（疗效提高迅速痊愈），多数医生很难见到自然病程的典型和非典型表现，更难理解古代中医描述。温病方面此类例子很多，下面试举几种病促使中西医相互了解。不过，倘读者认真读书，现西医临床书大多仍记载颇详。

首举疟疾。中西医描述均较详细。常识的典型印象是定时（间日最多见）发冷热，每次发作先冷后热再出汗，热退后无甚痛苦。其实疟疾是表现最复杂的病种之一。中医说的寒多热少、热多寒少、只寒不热、只热不寒、发作有时、发作无时、隔日一发、一日一发、三日一发、三日两发、数日一发、热盛不退、神昏谵语、肝风内动（惊厥）、呕吐腹泻、兼有痢症、痎症（贫血）、黄疸、失语、瘫痪、厥逆、黑尿、口周发疹、疟母（脾大）、暴死等等都是有的。中医即据以称为温疟、寒疟、风疟、肺疟、脾疟、心疟、肝疟、瘴疟、劳疟、母疟、牝疟、牡疟等名称，多按主要症状定名。温疟指热多寒少或但热不寒者。

典型的间日疟，病初一般持续发热一两天，而后隔日一发。发作十次左右即不再规律，发作可以很轻，亦可自愈。45日左右后更加不规律。金匮论疟：月一日发，当十五日愈，设不差，当月尽解，即为自然病程大概，非出臆说。脾大于一个月左右即可很明显，故这一体征古人早就发现。

最轻的疟疾，患者甚或无自觉不适或仅偶有10分钟左右的冷热，不影响生活和劳动。最重的恶性疟，一天内即可死人，往往不及诊治。笔者临证时，除恶性疟恶性发作外，其余均见过，故大致能全部理解中医说法的西医含义。当然，古人不可能发现原虫，不如对各种疟原虫仔细研究之后更利于深刻理解临床表现的共性和特性。19世纪70年代前，疟疾是常易误诊或难确诊的热病之一。

氯喹啉（即氯喹）、伯安喹啉广泛应用前，疟疾复发是很恼火的事。这两种药是现在世界公认最佳药物，仍不能完全杜绝复发，并偶有严重的副作用。中医治疟，疗效或不亚于奎宁、阿的平（即米帕林），但远不如喹啉。药理实验无抗疟作用的中药复方治愈疟疾，也确是事实。但就最后结果看，西医力求副作用小的特效药治疟是更为成功的。

西医并非全不顾非特异症状，如所谓传染病前驱期症状，即指冷热、头疼、身疼等类似感冒症状。因有发热，脉自然多数。这一症候群在伤寒家叫太阳证，温病家叫病在卫分或属上焦太阴。考双方治疗，西医对前驱期症状只作对症处理（设未确诊），中医则有辛凉、辛温解表。前驱期后，西医治疗大致分为一般治疗（休息，调理活生，支持疗法及护理等）、对症治疗（常针对高热，疼痛、呕吐腹泻、呼吸难困、二便不通等）特效治疗（针对病因）。一般情况下，特效治疗最重要。然而，一旦非特异症状极重成为危及生命的主要矛盾时，即将重点放在对症处理上。如中毒休克、心力衰竭、呼吸极困难、深昏迷。过高热，持续惊厥，大出血等等，常见于休克型肺炎、休克型流脑、中毒型痢疾、重症肝昏迷、出血热肾衰、疟疾恶性发作、重度脱水酸中毒等。这些即是西医的"证"，此时治疗的当务之急是缓解危及生命的症状。但不放弃病因治疗。其实有的病，如重症破伤风，始终把力量用在控制窒息和支持疗法上，特效疗法反而很省事。中医治热病，自始至终着力于调整机体反应状态，或正邪斗争状态（即中医的证）上。要之，诊断明确而机体反应不严重时，中西治疗理论大相径庭。至危急状态，则双方原则接近。如中医的镇肝熄风、急下存阴、通脉救逆、复脉增液、回阳救脱、芳香开窍等大体均有相应的西医措施。

再如肠伤寒是典型的西医传染病，无特效疗法前，自然病程的四周，大体每周为一阶段，症状不详述。自氯霉素结合激素应用以来，每在一周左右症状消失。一般医生，现在不易见其自然病程了。这种病程长的热病，温病家多以为湿邪作怪。当然，六经辨证，卫气营血辨证，三焦辨证，均可指导治疗。笔者无用中药治此病的经验，不知古人可否于十日左右治愈其多数。三、四日内治愈，约不可能。总之对医家要求较高，需治疗比较周密稳妥，方不致误事。粗工投数剂不效，定会大乱章法，最后不可收拾。窃以为若能知西医诊断，必于中医治疗有益。乙脑、流脑、肺炎、菌痢等重症的中西结合治疗，笔者稍有经验，深感兼通中西更能心中有数。此类报告甚多，不烦赘言。一联系治病经验，篇幅便长，带住。

（四）辨舌和斑疹

舌象对温病治疗的指导意义大于脉象。舌诊之发明实中医一大长处，笔者深受其益。舌象直观研究，古人已发挥尽致，遵之即可。笔者诊外科病亦恒参之。如急腹症之诊断，单靠主诉、体征、检验等，常拿不稳，若参以舌象，把握便大。大体急腹症发病一日内，舌苔即可由白厚，至黄厚

（腻或干）、至或有黑膜，或有芒刺，变化极速。舌苔正常或舌象属虚者，从不敢确诊急腹症。无论是否手术，至其恢复时亦以舌象变化为重要参考。舌诊极方便，易学，宜牢牢掌握。然亦有无大不适而舌苔常厚、舌体或胖、或瘦、舌质或紫、或有裂纹者，故需先知病前舌象。此仅就热病或急性病而言，慢性内伤，当作别论。

　　西医认为特异斑疹，是某些病因致病的特异表现。中医认为（伤寒家少言斑疹）斑疹乃热病进程均可有的症状。古代中医分出的以斑疹为特殊表现的病有天花、麻疹、猩红热（喉痧）、水痘。西医认为有斑疹的常见病尚有伤寒、风疹、斑疹伤寒、白血病、严重再障、过敏性紫癜、出血热、流脑、败血症、细菌性心内膜炎、回归热、钩体病等（常有热病表现）。西医对斑疹出现的日期、形态特点、分布规律观察特详，但一般仅供诊断参改，不重用以预后或直接指导治疗。而温病家一见斑出，即视为热入血分，急急透斑为要。此说当作何解？浅见以为，温病家所指之斑（斑比疹重要，此处略去疹）多数仍为病所应有，而非误治或变证。西医称出斑期，为败血症期实与温病理论暗合。治疗方面，中医清热、凉血、解毒方剂与西医重用抗菌药（或加激素）用意颇接近。西医认为出斑性热病，斑出齐即至顶峰，极期一过病即向愈，此亦可与中医认为斑出示邪将从外解相通。所谓外解，即此类病少见可下之症。然斑与黑便同见不可全以里外双解视之，应参考西医诊断。若黑便（消化道出血）过多，亦非佳兆。败血症（脓毒血症或金葡菌败血症等）是否可单用中药治好，笔者无经验，亦不多见报道。出斑最剧之坏血病（即维生素 C 缺乏病，亦有热象）中国自古极少。华弗氏综合征之斑，多晦黑成片，西医亦多不治。

　　应略提及者，即败血症休克国外单用西医治疗死亡率仍在 60% 左右，心源性休克死亡率 80% 左右。国内有多篇大综报告报道，中西医结合治此类休克，死亡率明显降低，其中医治则以扶持正气为主。然休克之抢救颇复杂，非数语可了。临证者为病人计，认真实践、读书，无门户之见，必可精益求精。

附：《温病条辨》死证今析

　　《温病条辨·原病篇》第九条引过《素问·评热病论篇》大段死证经文之后，吴瑭自注云："经谓必死，谁敢谓生！然药之得法。有可生之理，前所谓针药各异用也。"看来吴氏著书虽先引经为据，而不十分泥古。他以为《素问》时代以针刺为主不治的温热病，后人应能用药物为主治愈一部分。笔者以为，中医临床学术欲求发展需要有这种打破禁区、创新方法、治前人不治之症的精神。

然而，吴氏也明确指出了他认识到的不治之症。其书上焦篇第十一条自注中说："细按温病死状百端、大纲不越五条。在上焦有二：一曰肺之化源绝者死；二曰心神内闭，内闭外脱者死。在中焦亦有二：一曰阳明太实、土克水者死；二曰脾郁发黄，黄极则诸窍为闭，秽浊塞窍者死。在上焦则无非热邪深入，销铄津液，涸尽而死也。"

按吴氏自述的这五条死证大纲，查对《温病条辨》条文，死证顺序如下：

上焦篇第八、九条属肺之化源欲绝或已绝；第十七条近乎内闭外脱；中焦篇第十七条属阳明太实土克水；第四十七条接近发黄而秽浊塞窍；下焦篇第十四、七十八条为津液将涸细尽。

吴氏此书今日已被视为经典，后人当如何看上述死证大纲及有关条文呢？吴氏曾说："医者不知死，焉能救生！"示学者以古人所云之死证是必要的，然只有同时发明其可以不死之理法方药，才是中药之进步、病家之福音。惜乎这样做的人太少了。最新版《温病学》教材竟回避上述必死证，对危急证的阐述也不超出吴鞠通，实有违吴氏之初衷。本文谨以一隙之见，中西合参浅析五类死证各一条，略及其可能不死之理法，请同道指正。

上焦篇"十一、太阴温病，血从上溢者，犀角地黄汤合银翘散主之。其中焦病者，以中焦法治之。若吐粉红血水者，死不治；血从上溢，脉七、八至以上，面反黑者，死不治；可用清络育阴法。"

此条含死证两条：一为吐粉红血水；二为脉七、八至以上，面反黑。太阴温病，血从上溢而至此，吴氏以为"化源绝，乃温病第一死法也。"清络育阴法不过尽人事而已。然以今日西医诊断分析此二证，窃以为均非必死。热性病属太阴而咯粉红血水者常见于①肺结核、②肺炎、③肺出血型钩体病、④流行性出血热、⑤肺鼠疫、⑥热性病诱发或伴有心衰等。人间鼠疫今已绝迹，其他各病即有此条症状亦多可治愈。若此处吐血指呕血，则常见于①白血病、②再障、③尿毒症、④重证休克及心衰死亡前消化道出血等。除最后一种情况是死证外，其余均不致毫无可措手足。

脉七、八至以上，面反黑者，显然是重症循环衰竭，确系危候，然今日中西医结合处理热性病，多可防此患于未然。若初病即现此证（如西医所谓休克型肺炎等）亦并不视为绝无希望。不过，主要不靠清络育阴法。有现代临床知识及经验者，均熟悉应如何处理及其预后。

上焦篇"十七、邪入心包、舌蹇肢厥、牛黄丸主之，紫雪丹亦主之。"

此条应属内闭肢厥（昏迷加四肢厥冷），较内闭外脱（昏迷加休克）病情稍浅，故尚不属必死证。然则即如此条，纯用古法亦不必效。比如昏迷（内闭）深不知吞咽，用丸丹需经鼻饲，热不退又不进饮食，不过三日必致外脱，即是死证。今日中西医结合治流脑、乙脑、肝炎重证，每可避免外脱（设已有昏迷），或内闭外脱俱见仍能治愈。

中焦篇"十七、阳明温病，下之不通，其证有五。应下失下，正虚不能运药，不运药者死，新加黄龙汤主之……"

吴氏自注谓："此处方（指新加黄龙汤）于无处之地，勉尽人力，不肯稍有遗憾之法也。"中西合参分析：此条之关键在"正虚不能运药"。中医传统给药以口服、外用为主，一旦口服不吸收（不运药）即束手。正虚至此，气阴两伤太过之故，西医所谓高渗脱水而致衰竭也。古时无静脉增液之法，必不救，今则可先补液以扶持正气、多能恢复。一旦能运药，仍可用下法，而且不必非加人参及滋阴药不可。

中焦篇"四十七、足太阴寒湿，舌灰滑，中焦滞痞，草果茵陈汤主之；面目俱黄，四肢常厥者，茵陈四逆汤主之。"

此条未至脾郁发黄、清窍为闭的程度，应非死证，然已距死证不远。吴氏既未予正文列发黄死证，权就此分析。发黄约同黄疸，中西医说法基本无异，然黄极而致秽浊塞窍（应包括二便不透、神昏耳聋等），常见于①重症肝炎、②胰头癌、③胆道梗阻、④钩体病、⑤重症溶血等。今若以中西结合法治之，上述5种病唯胰头癌基本无救，但可延缓死期。

下焦篇"七十八、燥久伤及肝肾之阴，上盛下虚，昼凉夜热或干咳或不咳，甚则痉厥者，三甲复脉汤主之，定风珠亦主之，专翕大生膏亦主之。"

此条亦未云死，然综观吴氏之说，当距津液涸尽不远。十四条与此略同。温病至三甲复脉证，即须知有津液涸尽之虞。吴氏注此条亦认为是"外感邪气久羁而伤及肾阴"。治法以培养津液为主。中西合参分析此证约常见于①肺结核发热久不退②伤寒2至4周③其余热性病迁延不愈等。肺结核和伤寒今以纯西医疗法已绝大多数不至出现此种危症，故临床上已少用中药。迁延不愈之感染，则中西法兼施仍可挽回多数。富于临证知识及经验者必不以浅见为妄测。

《温病条辨》中尚有其他死证。如中焦篇 33 条为阳明病过下"百日死"，此条实际上包括一部分结核病。即或并非结核，若患者能生存三月左右，则除非恶性肿瘤，多数应能挽回。因时间容从，可多方设法。再如上焦篇三十二条名曰暑瘵为难治，其中亦多系结核病，今日并不难治。

此文浅陋，意在发扬吴氏创新方法，治前人不治之症之宗旨。理法不论中西，以救死扶伤为归。苟有益于研究温病学精义则幸甚。

第七章 一八六〇年前西医热病学略史

本节下限截止 1860 年的主要原因是，此后西医微生物病因学迅速建立，有关内容已在以上各节中从不同角度提到。其次是因为，恰于 1858 年出现了一本较有代表性的中文西医内科著作《内科新说》，很便于参考。此外，本节实际上只就四家有代表性的西医著作略做探讨。这四家著作是《希波克拉底全集》《盖伦全集》《阿维森纳医典》和《内科新说》。他们分别与《内经》《伤寒杂病论》《千金方》至《外台秘要》，以及《温病条辨》大体同时。前三种是西医古典名著，在西方医学史上的地位，亦恰与所举同时期的中医经典在中医史上的地位相当。这些西医古典同样经过长时期的传抄、补充。西方医史文献专家曾对它们做过大量的考证、校勘注疏、翻译等工作。但笔者对这些工作不便、也无余力进行介绍。仅扼要介绍其热病学内容并适当与中医比较。

一、《希波克拉底全集》中的热病学

希波克拉底是古希腊医学的代表人物，约生活于公元前 460 至前 377 年。其著作即以其名字命名，称 HIPPOCRATES，和同时期中国的风气差不多。今本《希波克拉底全集》实则包括了希氏学派及古希腊好几个医学流派的学说。据考证，最晚的篇章可能成于公元前后。这些特点均与《内经》类似。只是希氏虽被称为"医圣"或"医学鼻祖"而确有其人，黄帝则是托名人物。

热病学内容集中于今本《全集》的"流行病论"（Epidemics 或译"疫病论""时行论"均可——本书注），其他尚多见于"箴言""疾病论"等篇。

（一）气候与流行病

希腊半岛的地中海沿岸和近海诸岛呈地中海气候，与中国不同。但希氏于"流行病论"开篇即讲气候与疾病的关系，他说：

"昴宿昏见，则 Thasos 岛属秋（约 9 月下旬至 11 月上旬——本书注），南风多雨。其冬南风强，北风弱，干旱若春。其春多南风而凉爽，稍见阵雨。其夏多阴而无雨，海风（Etesian wind——地中海季风、即南风——本书注）小弱或无。"

这是全年多南风而干旱的气候，疾病流行情况是：

"早春民多病热，不剧，或有衄血、无见死亡、又多发颐……"其他三时多发病为：

初夏：痨热（不能确指为结核——本书注）加剧，多死亡。

仲夏至秋末：绵延而不剧之热病。

冬：除夏秋热病迁延至冬者，它病少见。

倘"昴宿运行后天，则初秋多不时之暴风雨，直至昴宿归位。其冬日多北风及暴风雪，天气严寒。冬至后，西风时起，天气益寒，雪雨交加，或多阴天、雷雨。春分之前，寒湿流行。其春日寒冷阴湿，多北风。其夏无严暑，海风时吹。大角座见，复多（北）风雨。"

这是全年多北风、雨雪、寒凉的气候。疾病流行特点是：

"冬日民不病。早春多疾疫，民患目赤肿、行痹、流清涕，旧病多复发且持续至秋。夏秋季节，民多肠澼、下痢。无肾病而时呕痰液、胆液及完谷……自秋至冬，热病流行，白昼热，夜间热，间日热，三日热，发作无时热齐见，民多病死。"

希氏将气候变化分作四个类型，应是受四元素说影响，不再摘译。这种重视气候与疾病——特别是热病流行关系的思想，显然与《内经》运气说接近，唯运气说以五运（实则五行）为核心，辅以六气说并借助干支推演，较希氏学说复杂而严密。

（二）对热病的描述

以上引文中已出现疟疾、痢疾、腮腺炎、感冒、痨病等病名。与气候有关的热病尚有瘫痪、麻痹、黄疸、产褥热、发热昏迷等。希氏对这些热病的描述很细致。如腮腺炎症状如下：

"一侧或两侧耳部肿胀，大多不伴发热，不必限制卧床。有些患者伴低热，一般肿胀消退后不留损伤。未见伴有其他内脏化脓的情况。故该病特点是：耳部弥漫性松软肿胀，既无炎症（当时以具备红、肿、热为炎症——本书注），亦无疼痛，肿胀多顺利消退。患者为儿童、少年及春机发动的男子，特别多见于摔跤学校和大学预科，妇女少患此病。患者多伴有干咳和声音嘶哑。病后不久，可出现一侧或两侧外肾疼痛性炎症，有时伴有发热。患者常常很痛苦，亦有无痛苦而不就医者。"

这种观察很接近于当代教科书的水平，单以此病而论，较《内经》对"发颐"的描述详细。希氏对疟的观察亦很细致，发现有每日热、间日热、不全间日热、完全间日热、三日热、四日热和发作无时热等。所可疑者，希氏极重视全身检查，却未记载伴随疟疾出现的脾肿大，且希氏未把发作有时的热病统称为疟。这一点不如《内经》。

当然，希氏能认出的独立热病还很有限，大体上是对呼吸道、消化道感染性疾病认识较细，因其便于直观。呼吸病方面，他已能分辨出鼻感冒、鼻炎、喉炎、肺炎、胸膜炎和脓胸的不同症状，较古代中医为进步。但消化道感染亦仅对痢疾和吐、泻（急性胃肠炎？）记载较多，而且未形成类似中医"霍乱"病那样的概念。黄疸则同时被视为一种病或热病中可能出现的症状，与中医略同。

希氏对发热过程的观察亦较细致，如是否恶寒、出汗、头痛、身痛、厥逆等，但没有据以进行辨证分型的倾向。除以上症候外，他更重视尿量、尿色和神志情况。如他认为，在气候干旱之年"消耗性热病（Consumption）是最危险的疾病，死亡率很高。"此病大多症状如下：

"发热伴寒战，呈急性持续性表现，可部分缓解，但无完全间歇。一日稍缓解，次日必恶化，病情更急。持续汗出，但不彻身。四肢厥冷，不能复温。大便频繁而量少，带有胆汁，不与粪相混，里急后重兼有刺痛，患者因排便而频频起床。小便或稀薄或稠厚，颜色均不佳。量少而不匀，沉淀物量少呈颗粒状，预后不良。患者常咳出少量混合状痰液，咳出费力。上述表现继续加剧，咳出物即完全不混合而是持续咳出浓浊的痰液。大多数患者一开始即有咽部红肿疼痛，鼻流清涕而刺疼。患者迅速消耗衰竭，全无食欲，但一般不渴。死前多有谵妄。"

以上译文描述症状虽详，却不能判断属何种疾病，有人说此病可能是结核，显然也不典型。浅见以为，可能是多种热病混合观察的结果。这样的观察很难指导治疗。

（三）热病病因

前已述及，希氏重视异常气候与热病流行的关系，但是，他并未直指寒、热、干、湿、风等为病因。希氏有专篇论述空气、水和居处与居民健康状况的关系，是西方古代医学地理学的重要著作。他观察到温暖地带的居民体质多脆弱，易患痢疾、痔、持续发热、卒中、痉挛、癫痫、出血、流产等；反之，寒冷地带的居民多剽悍，性成熟晚，寿命较长，少见急性病，而肺气肿、肺痨、便秘、眼病、衄血较多。但是，他仍不把冷（风）、热（风）看作直接病因。古希腊人亦有将"风"——随呼吸和饮食进入人体的空气视为第一病因者，并以"风论"（与《内经》篇名相同）为篇名收入今《希波克拉底全集》中。不过，此说实非希氏思想，而且没有进一步发展。古希腊医学不仅热病病因学不发达，其他疾病也多不追究其病因。希氏有一句名言"疾病源于泥泞、湿地和臭恶的蒸汽，此种恶气使疾病蔓延传播。"今日看来，这种对热病病因推断有一定正确性，但希氏显然用以解释各种疾病成因。若以希波克拉底体系与《内经》体系比较，在人与自然的一般关系看法方面，颇有一致倾向，但前者不若后者细致严密，病因学方面，尤其如此。在希波克拉底那里，病因学与病生理还分不清，其理论核心是四体液说。

（四）热病病理的四体液说

希波克拉底解释发热的一种学说，是体内热量分布失常。此种学说很疏略，尤其不便说明热性病何以会全身发热，故仍需借助四体液说给予进一步解释。四体液的性质分别与四元素相应。即血液类火，性温热；黄胆汁类风，性温干；黑胆汁类土，性冷干；黏液类水，性冷湿。在生理情况下，四体液由饮食消化转变而成，在体内正常分部，保持平衡。体液失衡，即现病态。四体液与脏器的关系大体是：肝产生黄胆汁，亦制造血液；脾产生黑胆汁；脑产生黏液；心与血液有关（希氏著作中，心主思虑与心主血脉两说并存）。肾是排泄体液的，故西医一直重视验尿。人体热量出自右心室，这是血液性温热的基础。上述体液学说在解释内科病发热方面仍很不方便，亦没有系统的解释。全身发热时，心跳快，产热多，大体可通。局部发热（炎症时？）时，局部充血，是较实用的理论。其他学说，如把肺炎（可吐黏液样痰）、水肿、痢疾和腹泻（有黏液样大便）说成是脑部黏液过剩而下流所致，则不能同时解释发热。说黏液和黄胆汁排泄受阻，而侵入血液会导致发热则颇勉强。又把发热归因于黄胆汁，恶寒归因于黑胆汁则自相矛盾处较多。当然，若与《内经》病机十九条对看，亦有可通之处，而各有长短。

希氏对伤后的发热从另一角度解释。伤口肿胀由不洁物引起，化脓现象类似发酵或蒸煮过程，这一过程是机体主动的，身体发热是为了使不洁物及无生机组织被煮熟而液化成脓，易于排出。倘排出顺利，便会形成瘢痕而愈合，否则不愈合或死亡。

（五）热病分型及病程

希氏之疾病分类有两个系统。一是按时空总体分布区别，有流行性、地方性、散发性三类。二是按发病经过分为急性和慢性两类。这种概念在《内经》中也是有的。但希氏那里没有外感、内伤的思想。对具体的病，特别是热病，则分病程为三期。即体液未熟期（发生期），体液成熟期（成熟期）和分利期。这种分法显然不若《内经》《伤寒论》的辨证分型细致而实用。希氏的分法受自然疗能思想及顺势疗法影响极大。其分法也指导治疗，然而，在发生期实际以不治疗为治疗，因怕干扰自然疗能。成熟期后的疗法也主要在于促进病理性体液排泄。分利期治疗实际上只有护理及观察动向。希氏的病程概念中，"分利"说最有意思。所谓分利，即疾病在某些特定时间将发生关键性转归。这种概念，基于实践观察，又受毕达哥拉斯数论影响。其说与伤寒传经规律颇接近。希氏学派早期最重视热病第四、七和十二天的变化，以为常于这时或死或愈。后来，形成了一套刻板的分利日数说。大体是偶数日分利应发生在第四、六、八、十、十四、十八、三十、四十、六十、一百二十日；奇数日分利应发生在第三、五、七、十一、十七、二十一、二十七、三十一日等。倘分利不发生在这些日子，则预后不良。现代研究者对此多持否定态度，以为是空想游戏。

（六）希波克拉底对热病的处理

希氏极推崇自然疗能。他说："药不治者，铁（手术刀）能治，铁不治者，火（自然力）能治。"故他不重视药物治疗。在热病处理方面，护理、饮食、起居注意事项大体与中医学说相通。希氏学派使用的药剂有：缓下剂（药物除酸蜜、莱菔汁外，不可解）；峻下剂（药用藜芦、大戟、蓖麻子与中药差近）；灌肠剂（药用碳酸钠、蜜、甜酒等）；吐剂（药用黎芦酒、醋和食盐的浓溶液）；利尿剂（药用海葱——实则一强心药、莱菔等）；麻醉剂（药用阿片、曼陀罗等）；芳香剂（药用姜、薄荷、缬草、紫苏、茴香、菖蒲等）；收敛剂（药用没食子、明矾、硫黄等）。

据说，纪元前后，希氏的后学研究本草亦记载了三、四百种药物，与《神农本草经》所载数目相近，并制出过含有 54 种药物的万能解毒药。然而，希氏医学在热病治疗方面明显有别于中医。上举药剂之目的大多仍为调整体液，故吐、下两法最重要（麻醉剂主要为外科服务）。希氏因无驱风寒外出的思想，故无可靠的发汗方剂（有汗法不以用药为主，且少用）。又因为无调整阴阳的思想，亦无温通回阳救逆及和解方剂。这些治则，尤其是汗法是中医特别重视的。自然，希波克拉底的方剂学中也没有君臣佐使等类似中医理论的倾向。实际上，不仅古希腊如此，西方古代医学在生药复方理论和实践方面一直未达到《伤寒论》的水平。本书暂不讨论造成这种差异的原因。

然而，《希波克拉底全集》中亦有与《内经》治热病极其相似的外治法——刺络和放血疗法。这种方法与角法结合也是中医《内经》时代就有的（尽管今本《内经》中未述角法）。上述方法在中国和西方的归宿很不同。近代之前，放血疗法一直是西医主要疗法之一，并日趋安全、完善，但角法基本失传了。中医则很快淘汰了大量放血的疗法，点刺、刮痧等至今仍常用，角法发展为火罐，唯多行于民间。

希氏书与《内经》最不同的是没有针灸术，却记述外科手术治疗最详。《内经》中治热病主要用针刺，希氏的外科手术与热病关系最大者是脓胸手术引流，其余多不涉及热病。

（七）希波克拉底对热病的预防

希氏亲自组织、参与过流行病预防，并因此获得国家金冠奖。他采取的最关键技术措施是对危险地段实行火烧，同时推广芳香性植物点燃烟熏，使居民免疫。这种措施《内经》时代的非医学书记载颇多，《内经》中反而少见。后世中医在温疫预防中盛行过类似、但更进步一些的方法。

（八）希波克拉底的诊断手段

直观诊断，需充分利用医生的感官。中医讲望、闻、问、切，便是这个意思。《内经》时代，中医最重视的是望和切，特别是望色和切脉。直观所得本身，并不足以得出诊断，还要有理论指导，处理直觉所得资料。《内经》靠什么理论支配这些资料，读者大多都很清楚，不赘。但应说明，中医理论由于解剖知识太粗疏，其直观诊断手段在确定病变部位方面很不精确。希波克拉底亦有望色和切脉，但他望色和切脉的发现并不是为了与脏腑相联系，而是在体液学说指导下进行归纳。希氏著作中基本上有了视触叩听的固定程式，其内容几乎和现代内科学基础中讲的查体要点差不多。他的直觉检查也不可能提供定量资料，如测体温靠手触。但胸腹部的叩诊、听诊（直接听诊）和触诊认识的阳性体征几乎与近代一样。希氏在很多情况下能够较准确的定病位，主要是得益于古希腊人体解剖学的进步。这是《内经》不能比的。本节限于篇幅和重点，不介绍希氏著作中的解剖成就。

希氏也论过舌诊，但舌诊不如尿诊重要。他说："舌苔是尿的表现；红苔属血，黄苔属黄胆汁，来自脂肪；黑苔属黑胆汁；干苔属阴性炎症；白苔属痰液。"看来，舌诊亦受四体液说指导。

（九）疗效

《希波克拉底全集·流行病论》中记有42个病例。笔者参考的是公认为希氏真作的第一、三两节，其中集中记录了十二个病例，均有逐日简单记录。这十二例无一不是热病，只有两例没有死。这提示当时热病威胁很大，古希腊医学治热病效果不好。希氏的记录中治疗措施极少，这暗示古希腊医学对热性病确实是重自然疗能的，医生的责任主要是观察，指导护理，做出准确的预后，能像仓公那样"决生死多验"就算高明了。

希氏记述病案的着眼点，不少地方与中医相近。举其两例为证。

"病案一

患者菲力斯库斯（Philiscus），男，住城墙附近，因急性发热，汗出、卧床一日。夜间不适。

第二日：一般情况加重，小量灌肠后大便尚好，终夜未眠。

第三日：清晨至午前热退，向晚热复作，有汗、口渴、舌干、尿色深。昨晚不适，未眠。神志极不正常。

第四日：中午时分轻度衄血，尿中有分散的圆形颗粒悬浮。使用肛门栓剂后，曾出虚恭并排出少量粪便。夜间痛苦，睡眠不安，时有谵语，四肢厥冷不还。尿色深，一夜烦躁。黎明后淡漠无语，出冷汗，肢端青紫。

第六日：午时，病死。死前呼吸慢而深，呼吸道通畅，但患者用力喘气。脾肿大隆起，冷汗直流，恶化较平日更甚。"

据此案不能肯定患者的现代西医诊断，但是，患者死于中毒性休克是无疑问的。希氏只给患者两次通便治疗，约对缓解病情无帮助。读者可试想一下，若按仲景法辨证，此病当如何治疗，有几分把握治愈。笔者以为希望较大。

希氏记载的第二案亦为急性热病。发病前有过劳、饮酒及运动不适时。起病时有腰痛、头重、颈强。第一天排胆汁样便40次，尿色深，有黑色沉渣，渴、舌干、不眠。以后大概诸症加重，发热汗出，时而头部出汗，时而全身出汗，并渐有厥逆及肢端青紫。第八日终日出冷汗，皮现红斑。第十一日死亡。患者一开始即有深而大的呼吸，脉象始终可疑，死时年约 20 岁。

此案为重症菌痢应无疑问，死亡原因与案一同。浅见以为，仲景治此病，约可保其不死。希氏未予特殊治疗，患者尚存活十一日，年轻力壮是主要原因。希氏所记之病人，大多为青年，概热病以青少年最多见。该案第八日前无死证。若按中医治疗，获救应无困难。

由以上两病案介绍，我们固可嗟叹古希腊治疗效果之不理想，但同时亦为希氏的观察和记述而倾倒。对看《内经》对肠澼的描述，则《内经》之说粗略，仲景有关记述亦嫌语意含混。大约《内经》时代治热病，疗效未必超过古希腊。仲景治热病的水平则为西方古代所不及。

（十）热病箴言摘译

箴言是《希波克拉底全集》中最为后人称道的一篇。文字简洁精炼而又来自细致的临床观察，以下摘其有关热病者数条，供参考。读者不难发现，译文颇类似《伤寒论》条文。

"身大汗而恶热则病轻，恶寒则病重。"

"热不衰，日重一日，预后恶。热有间歇预后佳。"

"炎性肿胀或外伤疼痛可致持续热。"

"肿胀或四肢伤痛之发热，多见食欲亢进。"

"正气衰，热不退而寒战，不祥之兆。"

"持续热，表凉里热，病家渴，死证也。"

"热不退，眼睑、眼眉或鼻变形，若视听不聪，无论见何它证，死期将近。"

"喘，谵妄，热不退，不治。"

"热病首次分利日不解，为持续性热。"

"病热，齿生粘垢，示病重。"

"寒热往来，或现舌干、刺痛，则渴不甚。"

"发热伴鼠溪肿胀，设不速退，即非佳兆。"

"发热惊厥或类似破伤风，病可治。"

"疟病患者，可因意外的严寒而愈。"

"完全间日热之分利以七日为期。"

"病热，耳聋，见衄血或腹泻，病自愈。"

（十一）热病预后摘译

箴言中即有预后，但预后亦属《希波克拉底全集》中较重要的一篇。以下摘有关热病分利的一段。

"热病或愈或死，分利皆在同一日。最轻之热病，四日或四日内愈。最险之热病，四日或四日内死。首次分利多在四日，不解，可至七日。或三日分利不解，可至十一日，四日不解可至十四日；五日不解可至十七日；六日不解可至二十日。故热病分利率以四日为期，依次相加至二十日，可求其愈期。然皆不可以整日算，正如太阴月及太阳年均非整日数。"

古希腊医理讲热病分利期以四日为节，约与四元素说有关。但亦有一定临床观察为基础。其中亦重视第七日、十一日热病转机，实与《内经》，《伤寒论》有关说法类似。但中医更重视以七日为期。两家均受数理哲学影响，中医伤寒七日传经说根于《易》，希腊四日分利说受毕达哥拉斯学说启发。双方均有不切实际者。希氏后学之教条学派，于分利日数推演甚繁琐，其说复杂有过于上述译文。

二、《盖伦全集》中的热病学

盖伦（Galen130——200 A. C.）是古罗马最著名的医生和科学家，恰与中国的张机同时。他在西方医学史上的地位也类似张机对于中医史。这只是就贡献大小而言，而非指他们研究方向一致。张机的方向是突破临床理论，盖伦则主要致力于非临床理论的证实——解剖生理实验研究。中西医学大约从这两位大师开始即呈现不同的发展趋势。

盖伦对希波克拉底学派是全面继承、重点发扬的。他的最突出的成就是直观解剖生理上的深化和思辨生理上对灵气说的演绎。此非本书重点，略去。体液学说方面亦基本承袭了希腊人的旧说，略做介绍。

（一）发热和热病

同希波克拉底一样，盖伦认为，发热主要不是一种症状，而是一种疾病。这种病，可以伴发各种症状。当他观察不到其他重要症状时，就完全以体液失衡解释热病。他写道："受体液影响出现的发热，才能在较严格的意义上称为热病。发热本身即是一种疾病而不是某种疾病的症状。故有些患者不表现其他任何症状或其他症状均不突出。"

看来，中外的古人对发热或寒热为主的病都感到很困惑，结果，大都倾向是一种病。当然这不是说盖伦不能区分间日疟、三日疟、痢疾和感冒等。不过，直到盖伦，对疟的认识还未达到《内经》的水平，他虽然知道久疟伴有脾肿大，但没有把发作有时的热病通称为疟。这种认识水平较张仲景更低。

盖伦活动的主要地域也有血吸虫病，他和中国的古人一样，不可能认识这种"热病"。盖伦似乎并不企图认出特殊的热病，如他把同时发生的腹泻、发热、乏力和淋巴器官肿大（中期血吸虫病可有此种表现）称作"结合性疾病"。

总的看来，盖伦时代的罗马医学在热病分类方面不如同时期的中医，即便按当时西方能接受的标准看，也是这样。其病因学说落后是原因之一。

（二）盖伦的热病病因、病理说

盖伦对地理、气候、季节、生活环境等条件与疾病的关系探讨甚少。但是在热病病因认识方面，却比希波克拉底有进步。他写道；

"鉴于热病表现多样，应该认识到机体产生和积聚热量的方式不一。如运动、血肉腐败（败血症?），外界热物体，甚或人体热量散发受阻均可使人发热。……有必要对每一热病（按病因?）进行恰当分类。比如日照过多则天气过热，人体久处过热气候中即可能发热。"、"许多热病因子吸入被臭恶蒸汽污染的空气"。

看来，盖伦较希波克拉底高明处，是认识到天气过热也会使人患热病，这种认识并不超出张机的暍病概念。

然而，一旦涉及发热的病理，盖伦仍只能借助体液学说。比如，为解释热病的某些中毒表现，他设想，热病患者体内热量的积聚，能促使过多的黑胆汁释放而超过脾脏的吸收能力，因而损伤脾脏。体内过多热量又由于不可察觉的呼吸（盖伦认为，皮肤上有小孔，可以交换气体，为不可察觉的呼吸）受损。他说：

"呼吸受损时，辛烈的体液即遍布敏感的机体，这些体液或引起憎寒战栗。皮肤毛孔收缩，排气受阻，于是发生热病。……在胆汁型素质的人体中，常有过量的体液转变为胆汁，尤其是在较长时间禁食之后。"

这样便可解释病初迅速发热，也可解释久病不进食仍可发热。

古代西医的四体液说受四元素思想启发，但亦有直观基础。人体在生理情况下排出的鼻涕、唾液、精液、痰液、白带、月经（血液）；病理情况下的出血、化脓、呕吐（胆汁、黏液均可有，胆汁可黄、可绿黑），腹泻（异常粪便可类似固体液的任何一种）等，均能启发建立四体液说。由于人需饮食方能生存，四体液自然应由饮食转化，这同样可用四元素说解释，因万物均由四元素组成。四体液何以与四内脏发生联系，大约也是半出直观，半出演绎推理。还有，身体固态部分的构成，也出自四体液的转化。总之，这种学说与五行指导的脏腑说，形成过程很相似，不过，似乎不若中医学说更便于指导治疗。至于体液学说的科学性应如何评价，我们看到当代体液生理、病理学说最初即源于古希腊，便能给以公正的、历史的评价了。为使读者对体液说怎样具体解释热病有更多的了解，再引希波克拉底和盖伦各一段话：

"体内含痰液太多时就会出现肿胀和热病；胆汁和痰液同时淤滞亦会发生热病；痰液和胆液不能冷却或无可排出之途径时亦会发生热病。"（《希波克拉底全集》）

"体液不可能在体内保持原状……它们要么被同化为机体的固态部分，要么分解腐败排出。……黄胆汁和黑胆汁尤为典型。……多出的体液若不随时分解排出，则导致相应程度的热病。……这种无生机体液，常引起寒战而不发热。……但是，这种体液腐化一段时间之后，便寒热并作了。……隔日热即属此类。"（《盖伦全集》）

看来体液说在解释病理方面也相当灵活。还有比这更复杂的体液说，思辨成分也更多，不再介绍。

（三）热病分型及预后

盖伦将疾病分为三类，即最急性、急性、慢性，而将病程经过分为初期、上升期、极期、消退期四个阶段，均较希波克拉底分法稍有进步。这种分法显然最适用于热性病，然而，还不能和仲景的六经辨证体系相提并论。

盖伦还集前人各派学说之大成，从更广泛的意义上将疾病分为三大类，即体液病，组织病、脏器病。但是，在理论说明方面除丰富了一些演绎推理外，并无大进步。其核心学说仍是四元素和四体液说，不赘述。

对具体热病的描述，如各型疟疾、痢疾与肠炎的鉴别、呼吸道炎症及其症状、热病惊厥与昏迷、痨病的表现及传染性等未能在希腊医学基础上显著进步。

分利学说在盖伦著作中做了重大修改，繁琐的分利日数理论基本上被抛弃，只有热病第七日的关键变化还受重视。此说更接近《伤寒论》的传经说。

盖伦在热病病理上的一大贡献是，对炎症作了经典观察和解释。他提出的红、肿、热、痛四个特点一直沿袭到近现代。当时虽未用炎症理论解释大部分热病，但显然为后人这样做打下基础。

（四）热病的治疗

盖伦仍恪守自然疗能说，治疗方面无重大突破。各种药剂和疗法基本上是照搬希腊医学的成法，只有放血刺络疗法方面有重大改进。改进之一是常用水蛭代替刀针，其次是指出静脉切开放血的危害，给儿童放血基本上被禁止。

顺便说一下盖伦在制剂学上的成就，尽管这与热病无必然关系。制剂学史上的盖伦似多译音为格林。医学史家以为他使用的药物种类之多令人惊异，其中有动物药、植物药和矿物药。浅见以为，单从数量上看，盖伦知道的药物可能多于《神农本草经》，但两者的体系不同。《本草经》受服食丹药、炼丹和道家思想影响，最推崇的药物是丹砂、云母、钟乳、水银、硫黄、石英等矿物药。这些药，特别是丹砂，在古罗马并不受重视。但盖伦所用药物中出现了人粪、狗粪等《神农本草经》不载（实际上已使用）但后世本草收载的所谓污秽之物。

盖伦在制剂上的发明是收集整理了至今常用的各种剂型。如煎剂、浸剂、栓剂、丸剂、舐剂、粉剂、含漱剂、擦剂、咀嚼剂、注入药、灌注药、致嚏剂、吸入剂、直肠及阴道灌洗剂、肛门及阴道坐药、软膏剂，硬膏剂、芥子泥、琶布、腐蚀药、整容剂、熏烟药、罨敷剂等。这些制剂的类型之多，也许超过了仲景方，但按功用而言，仍然是吐剂、下剂、利尿剂、麻醉剂、收敛剂为主，仍不重视汗法和温法。

三、阿维森纳《医典》及其热病知识

（一）阿维森纳和《医典》

阿维森纳（Avicenna 980—1037A. C.）是阿拉伯最著名的医学家，西方中世纪将他和希波克拉底、盖伦并列，称为医界三大明星。

阿拉伯是后来居上的民族，他们的固有文化比较落后，但在征服中亚、西亚、西南欧、北非等广大地区的同时，文化方面采取了拿来主义的态度，比较成功地吸收了希腊、波斯、拜占庭以及中国的部分科学文化。其医学和其他大多数学科一样，发达的基础是文献翻译，特别是翻译希腊文献。在阿维森纳之前，大规模翻译基本完成，并已开始消化和改造。阿维森纳《医典》是阿拉伯人对东西方医学消化改造的典范。然而，阿维森

纳医学体系仍基本上与古希腊、罗马医学一脉相承，受中医学术影响较小。

《医典》的拉丁文译本有 30 种，直到十七世纪，欧洲的一些大学仍用作教本。文艺复兴后的西方医学再现古希腊和罗马医学科学精神，实受《医典》不小的影响。《医典》知识系统、结构严谨、语言优美，带有中国医书编写体例和阿拉伯语言特点。今五卷本《医典》目录如下：

第一卷

第一章　医学的定义及其任务、元素说、气质和体液说内脏构造和机能。

第二章　疾病的原因和症候、脉诊和验尿。

第三章　小儿喂养（包括小儿病、健康与患病小儿的饮食及锻炼、小儿病预防）。

第四章　普通疗法（泻下、灌肠、罨法、刺络、角法、水蛭、烧灼等）

第二卷　单味药（类似中医的本草学）

第三卷　身体各部疾病。脑、眼、耳、鼻、口、舌、齿唇、咽喉、肺、心、乳房、胃、肝、脾、肠、泌尿器官、生殖器官疾患。四肢疾患。

第四卷　热病（天花、麻疹等）、症候学、预后学、分利说、外科学（丹毒、蜂窝组织炎、烧伤，疮肿、头癣、外伤、溃疡、脱臼、骨折）、毒物学、整容术、毛发及皮肤病、消瘦及肥胖后治疗、手指疾患。

第五卷　解毒药、复合药（略如中药方剂学）。

据目录分析内容，肯定采自中医者为脉诊部分。部分或可疑采自中医者为病因症候内容及药物内容。其他大多内容则仍遵循古代西方学说。

阿维森纳记载的药物达 760 多种，这个数目显然少于中国隋唐本草记载。其中有动物粪便及女子月经的功用，与中国本草学颇相似，但不能肯定源于中国。

（二）古代东西方脉诊

中医的脉诊是诊法中最具特色的部分。不过，和西方古代脉诊相比，中医脉诊的成就不在于有 24 脉象或更多的脉象描述，而是脏气与固定部位的脉象相应。这种思想在《内经》中，以三部九候配三焦及天地人为主，脏腑配寸口只有以脏相配的苗头，而不分左右手。至王叔和《脉经》，开始以五脏六腑分配左右气口寸关尺，后来虽有不同说法，但基本思想未变。这种诊法至今未被现代医学明确肯定。若追踪中西脉诊之不同，则直可溯源至《内经》与《希波克拉底全集》。

古代西方亦有脉诊，但是在诊断和预后方面不如验尿更受重视。若论其对脉象的体察则有的医家并不比古代中医差。汉代之后，中医切脉以独取寸口为主，西方没有遍诊候天地人的阶段。

约公元前五世纪，印度医学家即有了寸口脉诊，对脉搏强弱、快慢、结代很注意，但是，这种脉诊是与原始的体液说相结合的。以为脉内空气多则弱而迟，胆汁多则滑，黏液多则涩等等。其说是否受中医影响，尚不可考。

古希腊在希波克拉底之前亦有脉诊，至希氏诊法中脉诊已粗具体系。希氏之脉诊颇似《内经》遍诊法，切脉部位有颞部、颈部、心前区、腹部、寸口及手指部。这么细致的触察是希氏触诊法特发达的一部分。发现的表浅动脉与《内经》相近，但在希氏那里的脉诊不与脏腑相关，亦不与体液相关。他主要重视脉搏的快慢，用以判断热病预后。人们常提的"希波克拉底面容"为"鼻头尖削、眼凹陷、颧骨突出、耳郭皱缩发凉而突出、额部皮肤干枯粗糙、面色或黄或晦暗或苍白或呈铅色。"这是一种濒死状态，唯独不示脉象，实为不足。因望诊毕竟不甚可靠，参考脉象又极容易。中医常以脉象断生死，自有长处。希氏对脉诊重视不足。

希氏后学在脉诊方面稍有进步，如进一步明确正常脉象与病脉区别，病脉中有类似中医弦紧（日语译作敲打性）和滑数（日译震颤性）脉的说法，又进一步对脉搏的大小、强弱、迟速、律齐不齐、大小等不等进行了尽可能精确的测量以指导预后。希腊医学从未把脉诊和体液说结合，当然亦不与脏腑相配，因希腊医家对心跳促成脉搏这一点有实验知识。

盖伦前的罗马医学即继承了希腊医学脉诊的成就，脉象在热病诊断中曾被列为必参考因素之首，一度超过尿诊的重要性。在这方面贡献最大的是亚历山大利亚时代的名医 Archigenes 和 Kappaodokia，他们对脉搏的研究几乎接近当代对脉搏和心律的直觉研究。《盖伦全集》中，脉学竟成为专章，内容包括：

1. 脉搏正常变异
2. 脉搏研究
3. 脉搏搏动原因
4. 脉搏与预后

5. 脉搏初探

6. 脉搏学摘要

7. 脉搏学精要

这时脉诊在判断生死、顺逆方面已与仲景脉法接近，但不用以断病位，与中医脉诊的核心内容仍相径庭。

（三）阿维森那《医典》中的热病内容

由前述《医典》目录可知，阿维森纳讨论热病不多。似乎阿拉伯全盛时期此类病少见。阿拉伯人不重视疟疾或有地理原因，对痢疾不重视则不可解。阿维森纳本人即因赤痢病死，说明当时疗效不好。据考证，他治自己的赤痢竟一日灌肠八次，导致肠破裂，出现惊厥。又服自配的最有名的解毒药，终未起死回生。又说其服解毒药致死系助手误配阿片量过大，中毒致死，无可确考。但赤痢以灌肠为主要治疗手段，显然不妥当。若参考同时期中医治疗水平，有他那样的地位和条件（侍从君主出巡）是不该治死的。笔者粗查《回回药方》，对看《医典》及金代河间学派思想，发现其中有些共性。大约阿拉伯医家治热病以苦寒泻下为主，河间学派产生的最初动因，约与此有关。这是中国古代医学受外来思想影响最大的一次。此种结论是否正确，还有待进一步研究。除用药主寒凉攻下外，宋以前及明以后热病学家均少用"解利伤寒"这种术语，唯河间学派喜用。日文译Crises 作"分利"，与"解利"同意，而均有音译成分。总之《医典》的热病学说可从河间学派窥见一端。而笔者以为河间学派实为当时的中西结合派，疗效水平应较阿维森纳高。

四、《内科新说中》的热病学

《内科新说》是《合信氏医书五种》之一。合信（Benjamin Hobson 1816－1873），英国人，医学硕士，毕业于伦敦大学医学院，皇家外科学会会员，1839 年受伦敦会派遣来中国，是著名的教会医师。1845 年因妻子病重回国，1847 年再来中国至 1859 年归国。先后在澳门、广东、上海等地行医近 20 年。《内科新说》刊行于 1858 年。另外四种合信氏医书为《全体新论》（1851 年刊）、《西医略论》（1857 年刊）、《妇婴新说》（1858 年刊）、《博物新编》（约 1859 年刊）。热病学内容在《内科新说》中最详，基本上可以代表当时西医热病学水平。

（一）热证、Fever 与伤寒

合信氏时代，西医能分辨出的特异性热病仍不比中医多。发热既是一类病，也是一种症候。《内科新说》中有"热证"专篇，说"更有自病发热一证，番名啡呃"，就是讨论原因不明的热病的。这个啡呃（Fever 的音译——本书注）显然是从古希腊一脉相承沿用下来，几乎可以与中医的热病画等号。直至今天，汉译病名仍有很多带着啡呃。如猩红热、登革热、产褥热、Q 热、黑热病（blacke Fever）、黄热病（Yellow Fever）、回归热、风湿热、战壕热、白蛉热、鼠咬热等等。其实，合信氏前后，连现在熟知的其他一些很常见的不带热字的病名也带着啡呃。如肠伤寒称 Typhoid Fever，斑疹伤寒称 Typhus Fever，钩体病称 Rice－Field Fever，每日热、隔日热、三日热、布鲁氏杆菌病称 Neapolitan Fever，等等。此外尚有京都七日热、巴拿马热、麻风热、落矶山热等等，而流感竟称 Feveret。现在这些病的致病微生物均已弄清，许多旧名已不再用，传染病已按微生物病因学分类。但此前之混乱由上举病名（远不止那些）可知。那时，西医连麻疹与风疹亦未严格区分并从 Fever 中独立出来。上述混乱状态是一种进步。文艺复兴后的临床医家渐渐不满足热病的笼统概念，更加注意临床观察。到20 世纪，对各具特点的热病积累了大量感性认识。因现象太复杂，仍不可能只用逻辑方法寻出病因来。微生物病因学的奠基人——巴斯德，适于这时出现，迅速解决了大部分难题。基于实证的微生物病因学并非偶然出现的，它突飞猛进，近百年来几乎证实了所有已知热病的病因。

合信氏写《内科新论》时，巴斯德已在着手研究发酵现象，距病因学突破还有十年左右，故他不知道热证的真正原因。

（二）热病病因

热病是怎样发生的呢?《内科新说》云：

"致病之由，不甚可解，或因劳倦，或因酒色，或因冷逼，或因传染。"

这种认识似乎受中医一些影响。或者说，中医的六淫说、内伤说比西说更为系统。合信氏还提到当时西方注重热病传染并实行隔离。

"凡未病之人，不宜与病者同屋。英国专设啡呃医馆，多备空屋，以分居患热病之人，不令聚集一处，以免传染，洵良法也。"

中国也采取过类似措施。

（三）热病辨证

合信氏将热病粗分为两型，即"有力者"（略同实人实证）和"虚者"（略同虚人虚证）。其略云：

"有力者突起，或先恶寒，渐见头痛、腰痛、腿痛、困倦……不欲食、呕泻、舌苔白、夜卧辗转不安、皮热而干、脉数、口渴、头痛太阳穴跳、面红眼红、昏迷多梦……大概七八日至十日不愈即防延累各部位或变虚证。"

"虚者，病人时欲仰卧，懒言语，难吞水谷，舌颤、手颤……脉数而弱，舌苔渐黑、牙垢，口水变毒，遗溺，遗屎，腹内多风气如鼓，最为危险。"

上述对热病症状的观察或不亚于中医，但辨证分型则远较中医粗疏。

（四）热病治疗及预后

合信氏直言热病无特效疗法，其书中说：

"凡治热证，欲即时退热除断病根，必不能。只能服药减轻病势，以待愈期。"

那时，西医尚无化学合成药退热，怎样治疗呢？

"有力者用发表、吐泻等法。皮干热宜暖水洗身洗面，布巾拭干最适。或用酸醋水洗亦可。头热用冰块按头顶或冷水浇头……虚者不可用发表、吐泻等法，宜服开胃、补药，食美物。"

看来西医亦多用汗、吐、下法。究其实际，与当时中医疗法仍有别。其发表法有二。一为大量饮热茶，而后覆卧取汗；一为卧于热水盆中，围以厚被取汗。中医亦曾用类似法，但当时已极少用。后一法颇不便，且两法均不可必有捷效。

合信氏攻下常用大黄末、朴硝、巴豆油等，亦有复方，但只有缓急之别，不若伤寒四承气等方法周密。吐法只有口服浓盐水或芦荟，亦不比中医好。

《内科新说》还指出，热病可以影响各脏器。累及何脏，大体表现为何脏之炎症。然而，"炎症论"是与"热症论"并列的专篇，当时还没有认识到热病大多有炎症，炎症大多有发热。只说热病"累及脑部则妄语；累肺则痰多，呼吸难；累大小肠则泻，重者大小肠烂，则为痢症。""或累胃肠，胃生炎；累肝，生胆汁太多则为黄疸；或累皮为斑。"这种认识与中医热病辨证有可通之处，差别只在对脑、肝胆等脏器的功能认识不一上。

关于热病的预后，《内科新论》说："有时二十五人而死一；有时二十人而死一；有时六人而死一；轻者三十人而死一。法兰西国有时半生半死者，中国亦然。"这个死亡率可供衡量当时中医治热病疗效参考。中医疗效应略高，但仍会有半死半生的情况，否则，合信氏等在中国行医根本站不住脚。此在当时中医著作中亦可见到证明。

更有意思的是，合信对热病愈期的观察结果仍与希波克拉底接近。他说："其愈期，每以三、五、七、九，十一、十四、十七、二十等日，亦不可解也。"这再次说明，《伤寒论》传经日数之说亦非完全臆测。

合信氏对于病情逆顺的判断大体与中医一致。如云；"欲愈之状，舌渐润，苔渐薄，热渐减，脉不软弱、不浮数，是为欲愈。""舌苔绛黑，脉细数无定，身大热而色晦暗……谵语更多，两手循衣摸床"等为危候。

合信在华时，尚未发现伤寒杆菌，其书中完全不论今西医所说之伤寒。

（五）疟、痢和肺病

1. 疟

合信认为："凡疟证之原，每因腐草败木，毒气风吹，传染与人。所以收获之期此证最多。夜晚尤易感受。"这时西医观察到夜间易染上疟疾，是较中医高明处。

当时，西医亦不能完全将疟独立，认为："亦有初患热证，转变成疟者"并认为这是佳兆。因为"热病有死证，疟病无死证。"不过，疟病亦有"累别部位（并发症？）而死者。"疟疾本身不死人，变生它证可死人，中医亦有类似说法。这反映了中西双方对疟疾均缺乏本质认识。

合信氏治疟有针对寒热的物理疗法，略如治热病。用药治疟以金鸡纳和信石酒为主。早在唐之前，中医即用信石治疟，不知是否传入西方。金鸡纳源自新大陆，单用其生药可能比单用常山好，但不一定比中医综合治疗可靠。

2. 痢

合信氏说的痢，指今西医所谓痢疾。他发现，痢疾在亚洲比欧洲多见，印度比中国多见，南方比北方多见，夏月比冬月多见。故以为"天热则多""致病之由或因天时寒热骤变，或暴落大雨，感冒受患。更多衣服被湿或坐卧湿地，或食生酸瓜果，尤易患此。"这种观察略胜中医。他还发现，船舰、监狱、医院内痢疾易暴发流行。但以为"非此病本能传染"，而以环循臭秽、污湿解释，仍距现代认识尚远。

治疗方面，外治法首选水蛭在腹壁吸血，次用罂粟壳、野菊花煎水浸布巾热敷腹部。口服药物最常用蓖麻油、大黄末及鸦片制剂。

3. 肺病

《内科新说》论肺病略同今呼吸道病。在论病各篇中最详。当今读者可从中分出鼻炎、咽峡炎、支气管炎、支气管哮喘、大叶性肺炎、小叶性肺炎、慢性支气管炎、胸膜炎、百日咳等。当时，叩诊和直接听诊已常用，对各病症状与体征的描述已相当详细。其中又以对肺炎叙述最详。合信氏论肺病以肺炎为重点，把上感看作肺病的初期或轻型，而后，自鼻、咽、气管、支气管至肺算是逐渐加剧。此说与中医不同，亦不与今日西医认识全同。关于病因，他认为"其原多因天时寒热骤变，或困倦时被冷风吹袭，或衣沾雨湿，或足踏湿地。"这种看法颇似中医学说，当代西医则仅以其为诱因。

《内科新说》治肺病疗法最复杂，但今日看来颇麻烦而效果不可靠。最常用的办法依次为：

①用水蛭在相当病变部位之体表吸血——放血疗法。

②放血前后亦可贴芥末膏、斑蝥膏——皮肤发泡疗法。

③多饮热茶或拥被热水浴——物理法发汗。

④醉仙桃（洋金花）叶卷烟吸——止喘。

⑤小腿肚上贴斑蝥膏或芥末膏——引病下行。

⑥服发表和微利药，如乙哗格（？）、鸦片（？）、朴硝、樟脑酒、水银散、白矾等。祛痰药，如打打依密的（吐根皮？）。又用甘草为滋润药，人参，硫黄作补药。

显然，今日之西医若只有上述手段处理呼吸道病，大多数患者会去请教中医。笔者曾亲见仍用上述方药者，然已多视为土单验方，而不知原系洋法儿。

4. 肺结核

肺结核病不在肺病内讨论，但特重视。和信氏明言无特效疗法。医生能做的只有建议患者改变生活环境，到胜地疗养，清心寡欲，休息营养。当时对结核病之临床表现、病理解剖已相当清楚，唯不知结核杆菌。19 世纪末期至 20 世纪四十年代盛行的绝对卧床、人工气胸等疗法尚未明。

五、小结

极粗略地叙述过西方古代和近代热病学史之后（欧洲历史自文艺复兴后均可称现代，此处为便于同中国对比，将 20 世纪前算作近代）可以比较有把握地说，直至 1860 年左右，西医热病学仍基本上停留在希波克拉底时代的水平上，至少在治疗效果上看是这样。若与中医热病学相比，则至迟自张仲景开始，中医即持续保持领先地位，这种情况在 20 世纪头 30 年还没有发生根本逆转。本节介绍的最后一本书——《内科新说》，既可作为 19 世纪中叶西医内科学的代表，又是最早系统地向中国医界介绍西医的著作。《合信氏医书五种》曾在中国医界产生过深远的影响，但是，若单看其热病学内容，可供中医取长补短处确实不多。当时中医最感兴趣的是其解剖生理著作——《全体新论》。

西医古代热病临床的落后（其他临床学科也大致如此），原因应是多方面的。若从方法论角度看问题，则在实证科学方法极不发达的时候，其自然哲学方法不如中医，同时临床治疗经验也不如中医是主要原因。反过来，中医领先的奥秘也在于此。热病肆虐于古代的西方有甚于中国也有比较充足的证据。比如，黑死病（鼠疫）曾流行数世纪，致使欧洲人口锐减即是一例。

然而，一旦实验科学足以解决热病临床治疗难题，情况即发生根本变化。近百年实验医学造福于人类最突出者，就是迅速胜了热病威胁。不可否认，中医热病学至今仍有某种优势，但全局形势的逆转实足引起人们反思。

第八章 比较热病学史之反思

数十年前，威胁人类生命的大敌是热病。近三四十年来，热病逐渐让位于高血压、心脑血管病、恶性肿瘤、糖尿病等（热病致死仍仅次于上述疾病）。这种变化已是常识。然而，笔者仍为现代社会战胜热病的速度震惊。

近几年做临床工作较少，问青年对热病的感性知识，竟发现曾患疟疾者百无一二，曾患痢疾者百无四五。反思笔者的同龄人，不敢说多数人得过这两种病，但多数人不必学医便能粗述其症状是无疑问的。回忆笔者初作医生时，同事们年年为此付出大量劳动，高发季节，常有药品供不应求。十年变化，面目全非，岂不发人深省。

然而，笔者也"生不逢时"，没见过鼠疫、霍乱、天花、黑热病、黄热病、白喉、性病（现在又有了，却不是因为没有特效药！）等对人类威胁最大的烈性传染病。这些病应为长我 20 岁的同道所熟知。由此以往，再过 20 年，我们进入 21 世纪初，（洪钧按：此文写于 1987 年）又是什么景象呢？我本人的知识构成届时还会适应吗？目前的在校生到那时适值壮年，当前的教育应为他们的未来做些什么准备呢？未来学家们对这些问题已有许多较一致的看法。笔者相信，对未来 20—30 年的预测大体是可靠的。医学史家往往瞻前顾后，我们再来看过去。

中国古代医家最著名者，以热病专家为多，如张仲景、刘完素、吴有性、叶天士等。直至近代，最有成就的中医仍以善治热病成名。如张锡纯善用石膏治寒温，恽铁樵用麻杏石甘汤治猩红热，均为人熟知。那时，中医最足以己之长与西医抗辩者，即讥西医治热病效果不佳。拙作《近代中西医论争史》摘有陆渊雷先生批评西医对传染病重诊断，疗效不佳的文字，可供参考，兹不再录。时贤或以其文不雅训，批评拙作不宜编入。但我至今不悔，因从中确可看出中西医论争的学术根源。当今医界名家不见得人人明白个中真谛。

陆先生的文章发表于1929年，四十年后，笔者开始正式治病。临床十年，常苦于与热病纠缠。疟、痢之外，时有流行的病种为麻疹、流脑、乙脑、小儿麻痹、猩红热等。每至高峰，人心恐慌，卫生部门紧张。尽管西医特效疗法已大大丰富，死亡者亦常有。其时在基层处理这些问题以西医为主，而中西兼用。从患者利益出发，并无门户之见。此事应从1954年说起。

1954年，河北省石家庄市，以中医为主治疗乙脑取得突破，是1949年后发掘中医取得的第一个重大成果。此后迅速推广至全国。至笔者治病时早已成为常规。更推而广之，其他热病亦多中西结合治疗。然而，至笔者少做临床时，乙脑已少见。时隔八年，据最近统计，绝大多数传染病发病率均大幅度率下降，尤以乙脑，小儿麻痹为明显。以河北省为例，1985年全省报告乙脑263例，小儿麻痹13例，其中只有乙脑病死亡23例。笔者相信，十年之内，乙脑和小儿麻痹将基本绝迹。

20年前，笔者在南方学医，知道南方有几种常见的传染病少见于北方。如血吸虫病。钩端螺旋体病，钩虫病，丝虫病等即是。黄癣在某些局部之多见亦令人忧虑。今不在南方看病又十余年，已无感性知识。查看《中国卫生年鉴》可知，这些病亦可望在十数年内基本消灭。

自20世纪60年代末，20世纪70年代初，传染病院或传染病科的患者即以痢疾、肝炎最多，国内大体相同。二者之中，又以肝炎为主。这两种病均有很古老的历史。唯肝炎病被认出是较晚近的事。笔者欣喜地发现，肝炎极可能早于痢疾被消灭。（洪钧按：现在看来，我对肝炎的消灭太乐观了。）痢疾在我国基本消灭也不是很遥远的事了。不仅上述疾病可于近期消灭，笔者相信，所有传统上认为属传染病者，均可望于2000年左右被基本消灭，而渐渐在医家和世人心目中淡漠。再研究它们主要是医学史家的事情了。

不过，传染病不等于全部热病，即使传染病也有的在相当长的时间内不可能消灭或出现新病种。（浅见以为中医可能在艾滋病的治疗上有所贡献。）目前，处理热病仍是临床工作的重要方面之一。只不过不像数十年前那样治不胜治，防不胜防，或束手无策了，更不会造成很多人短期死亡了。今日在最基层做保健工作的同道们处理最多的病种是感冒。这是当代最重要的、也是人类最难征服的热病。感冒在 1919 年前曾有多次世界性大流行，当时对其并发症特效疗法尚少，曾夺去大批人的生命。1950－1970 年又有过数次大流行，因处理并发症手段改进，死亡率已很低。近年来，感冒局部小流行虽无处无年不见，而一般预后很好，只是仍需大量消耗社会的人力、物力、财力。

据说相当张仲景写《伤寒论》的前后百年间，不仅中国出现过"家家有僵尸之痛，室室有号泣之哀，或阖门而殪，或举族而丧"的惨象，那时的大疫亦曾横扫亚、欧、非三大洲，导致西罗马帝国衰亡。此后，中外文献均常见大疫。古时，战乱、灾荒之后必有大疫是理所当然的。与战乱、灾荒无关的大疫亦动辄死亡上万或至数十万，此种例子举不胜举。

今后，人类也许再也不会目睹大疫之后赤地千里，横尸百万、城郭空虚、田园荒芜的景象了。当代人类平均寿命普遍提高主要归功于热病学进步。

若问，热病学如此造福人类的原因何在？今敢断言，并非由于临床疗效的提高。任何特效疗法的发明与推广，均不可能阻止热病流行，更不能使之消灭。欲消灭某种热病，必先有特效预防手段的发明，而后实行社会化的预防。推而广之，这一结论亦适于一切流行病。当然，某些特效疗法本身，亦可兼做预防手段，不赘述。

欲说明这一结论，不必证以世界医学史，中医热病学史即足为据。

先举疟疾为例。

自《内经》时代，中医对其症状观察已甚详（几不亚于当代普通医生的经验），发明较可靠的疗法不晚于汉末。然而，此病始终为中国大害，故综合性方书无不视为大病而专章论述。金人张子和《儒门事亲》说："余亲见泰和六年丙寅（公元 1206 年）征南师旅大举，至明年军回，是岁瘴疠杀人，莫知其数。昏瞀懊憹，十死八九……次岁疟病大作，侯王官史，上下皆病，轻者旬月，甚者弥年。"古人每谪守云贵或用兵于西南，必先顾虑疟疾伤人，不仅金代为然。无论伤寒学家、温病学家均重视此病，而终于治不胜治。至解放初，此病仍在 20 余省、市、自治区流行。一般年份，估计发病 5000 万人。因预防不力，七十年代初，黄淮平原和江汉平原仍发生大面积暴发流行。1973 年，苏、鲁、鄂、豫、皖五省发病 1,298 万人。目前，此五省发病人数约占全国发病总数的 80%，以往流行猖獗的云、贵两广等省，因预防有力，反近消灭。我们对消灭此病大可乐观。

　　中医对霍乱的诊断和治疗定型亦大体与疟疾同时。古时未能严格区分急性胃肠炎、细菌性食物中毒和真霍乱。然而，诸方书论霍乱重视的仍是西医所称霍乱。近人考定真霍乱自 1820 年传入中国、并引此后数年各地流行资料为据，其实并不完全可靠。《外台秘要》辑霍乱特重"转筋"，云"凡转筋能杀人，起死之法，无过于灸"。应承认那时已有真霍乱（西医所谓古典型霍乱）。李东垣《内外伤辨惑论》记元人围攻大梁（今开封）半月，因疫病作而解围，后百日内城内大疫病死约百万人。李氏视为内伤，出于门户之见。近有学者指为鼠疫或真霍乱，而受攻击。（当时是否鼠疫或霍乱可进一步考证，然攻击者意不在此。）笔者以为中国有记载的鼠疫或霍乱为害之残暴莫如此时。

　　1901 年北京霍乱流行，中医治疗效果远较西医为好，因而为西人重视。然此后，仍不时流行。1932 年不全统计，城市流行三百多处，患者近十万，死亡三万余。1949 年后古典霍乱已绝迹，副霍乱偶在局部流行，然其病甚轻，已不构成威胁。霍乱之消灭亦归功于预防。

　　鼠疫或系域外传入（近代国外医界认为鼠疫中心在中国）。读者多知道师道南"鼠死行"及俞曲园笔记所载史实。当时，"人死如坵堵"，"其得活者，千百中一二而已"。至 1911 年鼠疫传入东北，当时哈尔滨居民二万，死亡六千。张锡纯论鼠疫，谓《千金方》之"恶核病"似为鼠疫，恐更近恙虫病等（即为鼠疫，仅见一型，故不可靠）。近代中医或有治愈腺鼠疫者，治愈肺鼠疫者则未闻。此病未及中医细研治法即已获得良好预防效果。1949 年后基本绝迹，笔者未曾见此病，我国至今仍列其为法定传染病之首，防范不怠。

　　猩红热，中医称喉痧，有专书。此病不若鼠疫、霍乱可怕。然 1902 年上海流行时，死亡 1，500 人。其病死率不如白喉高，但发病率特高，因此，自天花控制后，它成为儿科病中第一大病。近代名医张锡纯、恽铁樵均善治此病，然恽氏最聪慧之爱子竟死于此病。笔者专业临症时，此病仍常见，经验所及，无治死者。后渐少见，近年疫情报告愈少。

　　即便中医泛称之伤寒，并未因《伤寒论》出而匿迹。《外台秘要》之印行，即因宋皇祐间"南方州军，连年疾疫、瘴疠，其尤甚处，一州有死十余万人。"张元素主"古方不足治今病"，张子和教人"莫信仲景纸上语"都说明其疗效并不满意。温病学家出，竟说遇百温病方有一伤寒、遇百伤寒方有一阴证。然则，温病学派之疗效亦不能令人满意。学而不精者不必举，即其制法人，如叶天士据舌诊有死证十余条，吴塘综温病死法五大端。其时，常医治温病重证亦约半死半生。自清初至近代，温病学家辈出之地莫如吴县、武进。杭嘉湖一带温病名医随处皆是，然其病温而死者，不比它处少，大疫之兴或比别处多。明乎此，即知治疗不足恃。

然而，医界至今多执迷不悟。善讲《伤寒论》即博得一代盛名。考研究生死背桂枝、麻黄加减、温病初起辨证。考其实际，恒终岁不一用麻黄汤，银翘、桑菊，轻描淡写，顺手拈来，用甚滥、效稀见。陷胸、通脉、复脉法或成屠龙之技，用承气、白虎法亦每临证胆寒。中医热病学面临危机，不言而喻。

说到这里，人们自然会问：中医自《内经》时代便力主"不治已病，治未病"，为什么在这一思想指导下建立的体系无力承担近代热病预防任务？

欲回答这一问题，几乎要说到中医体系的全部缺点。本书重在临床，不做纯基础理论探讨。以下仍结合临床常识说明问题的症结。

1979 年，联合国世界卫生组织宣布，地球上消灭了天花。那是到那时为止人类与疾病斗争的最伟大的成就。众所周知，预防天花的手段源于中国。但是，人痘术若只限在中医体系内发展，最终仍不足以消灭天花。这不仅由于人痘术的经验性和技术上的缺陷，还由于中医理论框架不可能使这种经验技术得到严密的理论说明。无论是早期的热毒说，还是后期的胎毒说，均不足启发建立现代免疫概念。人痘术在温病学盛行的时代流行了数百年，大医学家多不予重视，即由于中医体系吸收、消化、提高经验性技术的能力不足。倒是康熙皇帝的直觉更有远见。

一旦经验性技术需要借助于微观世界的知识时，中医热病体系的缺点就十分突出。人痘术最初改造为牛痘术时，仍是经验性的。然而，西方医学提供了在微观世界揭示其秘密的环境条件。19 世纪末，微生物病因学一建立，这一秘密便迅速大白于天下。微生物病因学建立之神速（免疫学随之产生），并非西方医学自身的突变。此前与医学无直接关系的微生物研究已有三百多年的历史。发现微生物致病和建立免疫概念都已经由其他学科提供了充分的条件，到了瓜熟蒂落或一点即透的程度。

现代免疫实践是社会化的，然而，其理论和技术核心仍然是对免疫现象的微观认识。中医理论没有经过这一阶段，而且至今仍有排斥认识微观世界的一面。这就是为什么近百年来西医连续取得各种自动免疫，被动免疫，细胞免疫，体液免疫等理论和技术方面的突破，取得良好效果（预防破伤风、白喉、百日咳、狂犬病、伤寒、炭疽、小儿麻痹、乙脑、麻疹、肝炎等疾病的生物制品均系近百年的成就），而中医仍只能集中力量发掘疗法，实际上，不少疗法日益难找到病人。

消灭或控制热病（或狭义些说——传染病）并非全靠免疫。血吸虫病的预防也许是最复杂、最典型的另一套办法。疫源地调查，中间宿主杀灭，终宿主（现症病人和动物）处理，控制人畜接触疫源水等等，均很难做好，需动员全社会努力。但是，在不了解血吸虫生活史时，根本不会想到上述措施。血吸虫病，是我国最古老的病种之一，也是为害最烈的传染病之一，有人说甲骨文里就有指此病的字。但中医理论不可能认识它。此病不同阶段的临床表现可与伤寒、温病、痢、溪毒、骨蒸、疟母、黄病、疸病、蛊胀等相混。没有从宏观到微观连续细致观察，不可能将如此复杂的各种临床表现都归结到同一病因去。华佗无奈小虫何，是因为他不可能认识这种小虫。

预防其他有中间宿主或通过病媒昆虫传染的疾病，与预防血吸虫病大致类似。总之，要想多方面切断传染环节，必须对传染过程有本质的认识。这在西医也是很晚近的事。比如1883年才知道蚊子传染疟疾，对肝炎病毒的详细研究不过是近20余年的事。

医学史家不应该忽视我们的祖先，对传染和免疫的某些认识。现行温病学教材总论中，几乎搜集了古文献中全部有关记述。不过，笔者认为，倘无现代医学对比，温病学家至今仍然认识不到这些零星记载的实质意义。古代热病理论，没有比吴又可的戾气说更足的启发医家研究微观世界、寻找防疫手段的了。然而，吴氏之后，由于传统理论的严重惰性，不仅未向这一方向迈进，反而形成了比伤寒学说更接近《内经》体系的温病理论。吴有性之后的温病学家远无张仲景那种冲破旧说的胆识。

1850年左右，西医作为一个体系传入中国时，还没微生物病因说，治热病效不佳，其他临床效果也很不能令人满意，卫生防疫理论尚未形成，故中医对这一体系长时期持怀疑态度，或漠然置之，高枕无忧。再后，则以为可平起坐，互通长短，求其汇通而已。更后则日感危机，但求自保。时至今日，我们倘仍只习惯于向后学数家珍，那么，一两代人之后，这些家珍大都成为历史陈迹，被社会实际需要淘汰。那时，岂不愧对历代先贤。

医学的社会职能是卫生——保命，须知，社会成员为保命最讲实用，他们不会像某些时贤那样，宁死不用别家更保险的办法。其实，就是那些讳言已短的人，又有几个能将自己的"观点"施之于自身及家人呢！生当今日，实在没有必要画地为牢，走自我限制之路了。当今为人师长者尤不可对此闭目塞听。教育主要不是培养善治某一症的"专家"，而是培养全社会需要的通才。考虑到学术发展的连续性，教育必须从长计议，面向未来，使学生所学知识在较长时间内与社会需要相适应。即使需要更新知识，亦为他们日后更新知识打下基础。凡为师长，不可因自己曾治愈几个疑难病，即认为传授给弟子便足以供他们受用无穷，教热病尤其如此。当代对付热病从治疗到预防都是社会化的，发展极快。数十年前的病案，多已过时，近年病案，也仅反映特殊现象。经典加个案的教材不利于培养学生的科学思维。无论为人类计，为国家民族计，为医学学术计，为个人专业计，振兴之道只有顺乎科学之潮流，适应民众之需求，方为万全。

笔者比较热病学史，反思如上。自觉均属常识，羞与专家言，读者若以为用意可取，则幸甚。

致　　谢

本书出版资助由河北中医学院"双一流"建设资金提供。河北中医学院中医诊断学教研室王少贤、方芳协助整理部分内容，特致谢意。对本书给予资助的还有威县友人刘安朝。门人梁小铁、毛延升、王海印、姚宇军、胡小忠、汪海升、赵卫国、谢锦锋、李峰等也给予了力所能及的资助，一并致以衷心感谢！